Reencontro

SUPERE O MEDO E O TRAUMA
PARA RECUPERAR SEU EU
INTACTO E AUTÊNTICO

Reencontro

Dra. THEMA BRYANT

Presidente da *American Psychological Association*, principal organização que representa a psicologia

ALTA BOOKS
GRUPO EDITORIAL
Rio de Janeiro, 2023

Reencontro

Copyright © 2023 Alta Life

Alta Life é um selo da editora Alta Books do Grupo Editorial Alta Books (Starlin Alta Editora e Consultoria LTDA).

Copyright © 2022 Thema Bryant.

ISBN: 978-85-508-2195-5

Translated from original Homecoming. Copyright © 2022 by Thema Bryant. ISBN 978-0-593-41831-4. This translation is published and sold by TarcherPerigee Book an imprint of Penguin Random House LLC, the owner of all rights to publish and sell the same. PORTUGUESE language edition published by Starlin Alta Editora e Consultoria Ltda, Copyright © 2023 by STARLIN ALTA EDITORA E CONSULTORIA LTDA.

Impresso no Brasil — 1ª Edição, 2023 — Edição revisada conforme o Acordo Ortográfico da Língua Portuguesa de 2009.

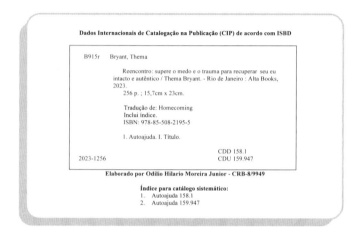

Todos os direitos estão reservados e protegidos por Lei. Nenhuma parte deste livro, sem autorização prévia por escrito da editora, poderá ser reproduzida ou transmitida. A violação dos Direitos Autorais é crime estabelecido na Lei nº 9.610/98 e com punição de acordo com o artigo 184 do Código Penal.

O conteúdo desta obra fora formulado exclusivamente pelo(s) autor(es).

Marcas Registradas: Todos os termos mencionados e reconhecidos como Marca Registrada e/ou Comercial são de responsabilidade de seus proprietários. A editora informa não estar associada a nenhum produto e/ou fornecedor apresentado no livro.

Material de apoio e erratas: Se parte integrante da obra e/ou por real necessidade, no site da editora o leitor encontrará os materiais de apoio (download), errata e/ou quaisquer outros conteúdos aplicáveis à obra. Acesse o site www.altabooks.com.br e procure pelo título do livro desejado para ter acesso ao conteúdo..

Suporte Técnico: A obra é comercializada na forma em que está, sem direito a suporte técnico ou orientação pessoal/exclusiva ao leitor.

A editora não se responsabiliza pela manutenção, atualização e idioma dos sites, programas, materiais complementares ou similares, referidos pelos autores nesta obra.

Alta Life é um Selo do Grupo Editorial Alta Books

Produção Editorial: Grupo Editorial Alta Books
Diretor Editorial: Anderson Vieira
Vendas Governamentais: Cristiane Mutüs
Gerência Comercial: Claudio Lima
Gerência Marketing: Andréa Guatiello

Produtor Editorial: Thales Silva
Tradução: Vera Moraes
Copidesque: Rafael de Oliveira
Revisão: Vinicius Barreto, Evelyn Diniz
Diagramação: Mª Cristina Pacheco

Rua Viúva Cláudio, 291 — Bairro Industrial do Jacaré
CEP: 20.970-031 — Rio de Janeiro (RJ)
Tels.: (21) 3278-8069 / 3278-8419
www.altabooks.com.br — altabooks@altabooks.com.br
Ouvidoria: ouvidoria@altabooks.com.br

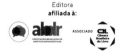

*Dedicado aos meus filhos Ife e Ayo, meus amores
e motivo da minha alegria.
Que vocês estejam sempre à vontade em casa
ou onde quer que estejam.
Se alguma vez se encontrarem vagando
para longe de sua própria voz, seu coração ou espírito,
que tenham a coragem e o apoio para encontrarem
o caminho de volta.
Meu amor por vocês é incondicional.
Que o seu amor por si mesmo também o seja.
Vocês são dignos.*

*"Certamente, a bondade e a misericórdia o seguirão
todos os dias de sua vida."
— Salmos 23:6*

SUMÁRIO

INTRODUÇÃO

Saudosa e desconectada ix

PRIMEIRA PARTE

Saudade de casa 21

Soa o Alerta: Preciso retornar para casa 23

Sinais internos de desconexão 33

Sinais externos de desconexão 51

SEGUNDA PARTE

Malas Leves: o que levar na jornada para casa 69

Reparentar-se 71

Inteligência Emocional 87

Cuidado Comunitário e Autocuidado 105

Desenvolver a Autoconfiança 123

Prática Espiritual 137

TERCEIRA PARTE

Anular Bloqueios na Jornada para Casa 159

Lamentar Perdas Invisíveis 161

Cura de Separações e Divórcio 175

Lidar e curar um ambiente de trabalho tóxico 187

Recuperar-se de Trauma de Infância 203

Resistir à opressão 219

Bem-vindo ao Lar: A Jornada Continua 237

RECURSOS ADICIONAIS 243

AGRADECIMENTOS 247

A AUTORA 249

ÍNDICE 251

INTRODUÇÃO
SAUDOSA E DESCONECTADA

Na África Ocidental, conta-se a história de um especialista em animais. Este especialista conhecia todos os animais da **mata**. Na América, se diz *floresta*, mas a verdadeira palavra é mata. Um dia, enquanto esse especialista caminhava, ele passou por uma fazenda. Nos fundos dela, ele avistou muitas[1] galinhas e, no meio delas, uma águia. O homem ficou exaltado ao ver a águia agindo como uma galinha. Ele foi para a frente da fazenda e bateu à porta do fazendeiro.
O especialista bateu — Bop bop . Na América se diz toc, toc, mas o som real é "**bop bop**". O homem lá dentro disse: — Quem é? — O homem do lado de fora respondeu: — Sou eu. Abre a porta, você tem que ver isso.
O fazendeiro abriu a porta e falou rispidamente: — O que quer aqui? — O homem do lado de fora se apresentou — Eu sou um especialista em animais e vi que na parte de trás de sua fazenda, você tem muitas galinhas, mas no meio delas há uma águia. Não tenho nenhuma águia, só galinhas — afirmou o fazendeiro. O especialista chamou — Venha comigo, vou lhe mostrar.
Eles caminharam até os fundos da fazenda, então, o especialista pegou a águia dizendo: — Ouça, você é uma águia. Você pode voar. Elas são galinhas. Elas não podem voar. Vá agora e voe.
A águia olhou para o homem e depois para suas irmãs galinhas, elas estavam se alimentando. A águia, então, se soltou do homem e foi comer também. O fazendeiro riu do especialista e zombou: — Eu disse que não tinham águias aqui. O especialista ficou envergonhado e agitado. Ele disse: — Estou indo.
Ele deixou a fazenda. No dia seguinte, voltou tão cedo que nem Deus estava acordado ainda. Ele bateu à porta do fazendeiro. O dono da fazenda ficou frustrado, mas deixou-o entrar. Ele caminhou até a parte de trás da propriedade e pegou a águia. Então, dirigiu-se ao topo do celeiro. Lá, disse à águia: — Durante toda a sua vida, as pessoas lhe trataram como uma galinha. Eles ensinaram lhe a falar como uma, a comer como uma e a pensar como uma, mas você não é uma galinha. Você é uma águia. Você pode voar, então, voe agora.
Naquele momento, o sol ensaiava seus primeiros raios. O especialista em animais reiterou: — Você vê o quão distante o sol está? Você pode ir para lá. Agora voe. — A águia pensou — **Este homem virá me incomodar todos os dias até que eu tente essa coisa, então deixe-me tentar**. Ela esticou as asas e, meu povo, você nunca viu uma imagem tão bonita. A águia voou em direção ao sol, e o fazendeiro nunca mais a viu.

---

[1] N. do. T: *No original está a expressão "so so" cuja origem é* inglesa liberiana para *muitos, "many" em inglês padrão.*

A águia voltou para casa. Ela retornou à verdade de quem era. Isto é *Reencontro*. Escrevi este livro para todos que em diferentes momentos de suas vidas se encontraram vivendo como alguém que não eram. Você pode ter começado a agir diferente por causa de como foi tratado, ou devido ao que os outros falaram a seu respeito, ou ainda ao observar como as outras pessoas interagiam. Você não se sentiu confortável ou seguro o suficiente para ser você mesmo ou se sentir em casa em sua identidade. Os traumas reconhecidos e não reconhecidos do seu passado podem ter lhe ensinado a esconder seus dons e voz para sobreviver.

Este livro facilita sua jornada de volta a quem você é de verdade, para que possa assumir sua identidade plena e voar.

Como psicóloga e pastora, entro em espaços onde as pessoas foram magoadas quando outras tentaram defini-las, limitá-las ou apagá-las. No entanto, vejo as pessoas muito além da soma das injustiças e invalidações que enfrentaram. Ao escrever este livro, tenho a mesma convicção esperançosa de que você pode curar as feridas do seu passado e viajar de volta para casa — ao seu eu autêntico. Escrevi este livro porque acredito que cada um de nós pode viver mais conectado e em sintonia com o nosso eu autêntico. Ousar viver autenticamente é tão importante porque você percebe que, apesar das maneiras pelas quais pode ter falhado com a adversidade, pode amar e aceitar a si mesmo de forma genuína. Isso é libertador. Estou tão feliz que uma parte de vocês acredite que voltar para casa, ou viver autenticamente, também é importante.

Sua decisão de aparecer para esse processo é um passo importante, pois você reconhece o desejo de uma vida mais autêntica, gratificante e centrada. Uma vida centrada é aquela que é sedimentada em seus valores fundamentais, em vez de mudar com base na tendência mais recente, em um elogio ou uma expectativa externa. Convido-os a respirar de forma sagrada. Neste momento, quando começarmos a jornada, dê a si mesmo permissão para se tornar consciente das maneiras pelas quais você pode ter perdido de vista a si mesmo. A volta ao lar começa quando você define uma intenção de se reconectar a si mesmo, reconhecer e curar a desconexão para que possa ser seu eu autêntico novamente, ou pela primeira vez. O estresse e os traumas da vida podem tê-lo desconectado de seu senso de identidade, sua confiança e até mesmo seus pensamentos e sentimentos. À medida que você se cura e cresce, chega a um lugar de apreciar e honrar a si mesmo na mente, no corpo, no coração e no espírito.

SENTINDO SAUDADES DE CASA

Você pode estar com saudades de casa, ansiando por seu lar psicológico, que não é baseado na geografia ou em um espaço físico, mas em sua vida interior; é a capacidade de conhecer, honrar, apreciar e amar a si mesmo onde quer que esteja. Você é um ser sagrado, digno de cuidado e compaixão, e você não está sozinho. *Colegas de jornada*[2] é o termo que eu uso para descrever nossa comunidade: aqueles que estão em algum lugar na jornada entre desconexão e reconexão, entre itinerante e enraizado e entre saudade de casa e reencontro. Cada pessoa que lê este livro junto com você teve algumas experiências que as tiraram do curso. Essas experiências podem ter ocorrido anos atrás, durante a infância, ou bem recente como este mês. Há também alguns que, como eu, tiveram vários pontos de desconexão. Pode ter havido grandes obstáculos em sua jornada, ou uma série de buracos e lombadas que o atrasaram. Independentemente do caminho que nos levou até aqui, podemos fazer essa jornada juntos — a jornada de volta ao nosso eu autêntico.

Como psicóloga mulherista[3] (uma psicóloga libertadora, descolonizada, que centra as vozes das mulheres negras e outras que foram marginalizadas), eu uso "*a gente*" e "*nós*" intencionalmente para honrar nossa humanidade compartilhada. Temos vivido vidas plenas que incluem tanto estações de autonegligência quanto temporadas de autêntica volta ao lar. Rejeito a ideia de que os profissionais de saúde mental ou pastores são tábuas rasas ou seres

---

2   No original *cojourners* são homens e mulheres adultos, solteiros ou casados, de várias profissões, outras crenças, religiosos ordenados ou votos de outras comunidades.

3   O termo provém do movimento mulherismo: uma teoria social profundamente enraizada na opressão racial e de gênero das mulheres negras.

perfeitos e oniscientes. Quero que você lembre ao longo de sua jornada que não está sozinho, que há um *nós* presente neste retorno ao lar. As informações contidas neste livro, combinadas com sua sabedoria e experiência de vida, podem posicioná-lo, orientá-lo e nutri-lo para a jornada de volta para casa.

Como alguns de vocês, eu tive que fazer a viagem de volta para casa, para mim mesma, em várias ocasiões. Durante meus primeiros anos crescendo em Baltimore, fui provocada e humilhada por ter uma tez escura. Essa provocação foi baseada no colorismo, que mais tarde descobri existir não apenas na comunidade negra, mas também entre asiáticos e latinos. Como resultado da supremacia branca, muitas pessoas em todo o mundo foram tratadas melhor com base em quão próxima sua aparência estava da branquitude. Eu tive que trabalhar ativamente para resistir a essas mensagens para ser capaz de ver e abraçar minha beleza e meu valor. Eu voltei para casa para a autoaceitação em parte por causa da minha maravilhosa experiência vivendo na Libéria, na África Ocidental, durante o ensino médio. Enquanto morava lá, vi que todos os que estavam em uma posição de poder se pareciam comigo, e isso era libertador e afirmativo. Eu estava em casa dentro de mim mesma, e então, devastadoramente, no final do meu segundo ano morando lá, uma guerra civil eclodiu, e depois que a violência aumentou, fui abruptamente evacuada com minha família e outros ameríndios de volta aos Estados Unidos, deixados para lamentar a perda de muitos amigos e da comunidade que tão prontamente me abraçou. Escrever um diário, dançar, ter fé, viver em comunidade e fazer terapia me ajudaram a trilhar a jornada de volta para mim. Reencontrar-se pode ser uma jornada que você percorrerá várias vezes em sua vida. Mas estou aqui para lhes dizer que é possível e que vocês valem cada passo.

Agradeço a todos na jornada, sobretudo àqueles que almejam criar uma vida que nunca experimentaram. Para alguns de vocês, esta jornada é sobre cultivar o tipo de vida que nunca experimentou ou testemunhou outros experimentando, mas tinha dúvidas sobre se era possível para si mesmo. Você pode nunca ter visto um relacionamento saudável modelado em sua família, mas quer acabar com esse ciclo. Você pode nunca ter visto alguém praticar limites saudáveis e autocuidado para proteger sua saúde mental, mas quer isso para sua própria vida. Você pode nunca ter experimentado uma sensação de alegria, realização ou propósito em seu trabalho, mas gostaria de criar uma vida em que aproveite sua semana e não apenas o fim de semana.

O QUE É UM REENCONTRO?

A jornada para casa é psicológica e espiritual. De fato, a palavra *psicologia* significa *estudo da alma* e se origina da palavra grega *psique* (alma). Muitas vezes, as pessoas caem em dois campos com base em como foram criadas ou ensinadas. Algumas pessoas espiritualizadas e religiosas não estão dispostas a reconhecer e abordar a saúde mental. Da mesma forma, algumas pessoas orientadas psicologicamente sentem-se desconfortáveis em reconhecer a espiritualidade. Mas a jornada para a casa interior requer cada parte sua. Esta é uma jornada holística. Não precisamos deixar nossa mente, nosso coração, corpo, nossa cultura ou nosso espírito para trás.

Eu cresci como filha de um pastor e muitas vezes ouvi pessoas de fé falarem desdenhosamente de terapia, doença mental e medicação. Nesses espaços religiosos, as pessoas muitas vezes recebem a mensagem de que a fé e a oração são tudo o que deve ser necessário para o bem-estar. Também estive em círculos acadêmicos e práticas médicas onde alguns profissionais falam com desdém da fé e da oração. Como pastora e psicóloga, sinto-me feliz por estar entre aqueles que estão preenchendo as lacunas entre fé e saúde mental. Desafios de saúde mental, incluindo doenças mentais, existem em todas as tradições de fé. As pessoas são multidimensionais e não devem ser levadas a sentir que têm que escolher entre os diversos caminhos da restauração. Por essa razão, *Reencontro* é um guia espiritual e psicológico que não exigirá que você negligencie qualquer aspecto de si mesmo.

Reencontrar-se é um trabalho sagrado na medida em que acredito que coisas milagrosas podem acontecer. Mudança, crescimento e transformação podem ocorrer. Na verdade, não me surpreenderia se alguns milagres já tiverem acontecido. Para as pessoas terem vivido traumas e ainda terem bondade, senso de humor, compaixão, sonhos e uma semente de esperança de suas vidas melhorarem é incrível. Portanto, antes de começarmos a jornada para casa, honre-se pelas maneiras pelas quais sobreviveu. Talvez você tenha algumas cicatrizes, mas, mesmo assim, chegou até aqui.

A viagem de volta para casa também é política para os membros de comunidades marginalizadas. Se você enfrentou barreiras individuais e institucionais que tornaram difícil para estar consigo mesmo, esta jornada é um ato radical e revolucionário que resiste ao apagamento, estigma, estereótipo, racismo, sexismo e à opressão em todas as suas formas. É lindo vê-lo estabelecendo a intenção de fazer o seu caminho de volta a si mesmo, apesar de todos os pessimistas que sistematicamente tentaram dizer-lhe que você era indigno de justiça, bem-estar e compaixão.

Sua semente de esperança na possibilidade de estar mais conectado com você mesmo, mais fundamentado na verdade sagrada de quem você é, esta é a fundação do lar. Esta esperança envolve a visualização de um lugar de paz interior. As tempestades da vida podem tê-lo deixado se sentindo encalhado e preso. No entanto, Colega de jornada, você está aqui conosco embarcando em uma viagem de uma vida.

A GÊNESE DO REENCONTRO

Ao criar a mim e ao meu irmão, meus pais enfatizaram a importância de se envolver no alcance e empoderamento da comunidade. Esse valor de generosidade e responsabilidade coletiva ecoa o que mais tarde aprendi sobre psicologia negra, psicologia da libertação e psicologia feminista multicultural. Todas essas abordagens da psicologia são baseadas no reconhecimento de que o bem-estar não deve ser apenas para a elite, os ricos ou poucos. Os psicólogos estão em posição de compartilhar conhecimento além da academia, sala de terapia ou convenções profissionais. O bem-estar psicológico é para todas as pessoas, especialmente aquelas que foram marginalizadas. Por essa razão, não só forneço terapia e ensino futuros psicólogos em uma universidade, mas tenho sido intencional em me conectar com organizações comunitárias para compartilhar conhecimentos sobre saúde mental e aprender com os princípios indígenas e espirituais dos membros da comunidade para cura e bem-estar. Eu também comecei o *The Homecoming Podcast* [O Reencontro Podcast, em tradução livre], que é um podcast de saúde mental para capacitar as pessoas a fazer a jornada de volta para casa para seus "eus autênticos". Fiquei honrada e humilde com o alcance internacional do podcast e os muitos ouvintes de todas as esferas da vida que me escrevem para compartilhar sua jornada e suas lutas. Espero que este livro o ajude em sua própria jornada, seja você iniciante ou se está acompanhando o podcast. Sou grata por este livro ter começado comigo como uma garotinha negra, em Baltimore, escrevendo num diário e agora se manifestando neste momento em que você está lendo as palavras vindas do meu coração. Estou em casa.

PRECAUÇÕES NA VIAGEM

Alguns de nós fomos ensinados a nos armar com uma positividade tóxica que nega realidades dolorosas. Positividade tóxica é a mensagem de que você pode pensar e falar apenas sobre coisas positivas. Obriga as pessoas a suprimir e silenciar a sua dor com a crença errada de que, se tentarem não pensar nisso, ela desaparecerá. Essa negação e esse apagamento de nossa experiência humana completa podem dar a aparência de reencontro, mas é mais uma forma de desconexão. A negação nunca é curativa ou transformadora. Quando não posso ser honesto sobre como me sinto e o que preciso ou quero, mesmo comigo mesmo, estou longe de casa. À medida que viajamos para casa, reconhecemos as maneiras pelas quais mentimos para nós mesmos — quando nos convencemos de que estávamos bem quando não estávamos, ou quando nos ajustamos à disfunção e começamos a ver as dinâmicas problemáticas como rotineiras, porque elas realmente se tornaram nossa norma. Você pode começar a admitir para si mesmo os momentos em que você estava de fato miserável, zangado, cansado e desapontado. Reencontrar-se requer dizer a verdade — tanto para nós mesmos quanto para os outros.

Convido-os a não se distraírem com a ocupação, e a se lembrarem de que ocupado não é igual a curado ou em casa. Convido você a liberar a tendência de se distrair com correções temporárias que muitas vezes amplificam o problema original. Correções temporárias podem medicar a dor no momento, mas a ferida permanece não cicatrizada. Podemos nos distrair com comida, substâncias, compras e até mesmo movimento perpétuo. Se você passou temporadas de sua vida perseguindo metas que realmente não importam para você, que não o satisfazem, esta é outra manifestação de estar emocionalmente com saudades de casa. Enquanto você pode lamentar o tempo perdido, também pode apreciar o momento presente à medida que começa a se mover na direção do seu eu autêntico e dos seus sonhos. Você começa a rejeitar os roteiros que outras pessoas lhe escreveram quando reconhece que essas palavras e ações não se alinham com sua visão para sua vida.

Ao longo da jornada, compartilharei partes da minha história, bem como relatos de outras pessoas cujas identidades foram disfarçadas. As histórias são lembretes de que você não está sozinho — ainda que se sinta desconectado ou anseie por uma vida mais autêntica. Ao ler sobre minha jornada e as outras narrativas, convido-o a refletir sobre sua história de vida, tanto os caminhos que o levaram onde está agora quanto os caminhos que você gostaria de escolher no presente.

DEVER DE CASA

Com cada capítulo, fornecerei a lição de casa para ajudá-lo a colocar em prática o que você está lendo em sua vida. Todos nós podemos nos lembrar de momentos em que ouvimos um bom discurso, sermão, workshop, podcast ou uma boa palestra. O desafio é passar de ouvi-lo para vivê-lo. Internalizar o que você está lendo requer reflexão ativa e atividades de bem-estar. Uma abordagem psicológica é chamada de terapia focada em soluções, geralmente uma terapia de curto prazo para pessoas que não têm anos necessários para se dedicar ao processo. Em soluções focadas em soluções, uma parte do trabalho que você faz é olhar para as coisas que funcionaram no passado, mas que você esteve muito distraído para fazer por conta do estresse e trauma, e você as reintegra. Consideraremos essas coisas agora. Quais são as coisas que você fez no passado que lhe deram uma sensação de paz, clareza, realização ou alegria? Quais são as maneiras pelas quais você alimentou seu espírito, sua mente, seu coração e corpo? Embora você e eu possamos citar algumas atividades semelhantes, também devemos ter em mente que somos indivíduos, então o que funciona para você pode não funcionar para mim, e tudo bem. Não devemos esperar que a jornada de enfrentamento e cura de todos pareça idêntica à nossa jornada. Para alguns, o enfrentamento parece meditação, e para outros é um diário. Para alguns é caminhada, e para outros é karaokê. Para alguns é ser vegano, e para outros é começar o dia com a oração. Embora alguns de nós não possam gravitar para as mesmas coisas, às vezes é necessário sair da zona de conforto e descobrir novas maneiras de se nutrir.

Agora lembre de quando você fez sua última atividade de "reencontro" — algo que você gosta que o traga de volta a si mesmo. Para mim, é dançar. Dançar me nutre de forma espiritual, psicológica, emocional e física, mas quando estou estressada ou sobrecarregada, esqueço de dançar. Quando eu arranjo tempo para dançar, isso me traz de volta a mim mesma. Outras atividades de reencontro incluem ligar para um amigo ou parente autêntico e amoroso, organizar seu espaço e ouvir uma música inspiradora. Antes de saltar para o próximo capítulo, encorajo-o a assumir um compromisso consigo mesmo para se envolver em uma atividade que o reconecte a si mesmo e não seja destrutivo para a saúde e o bem-estar. Por exemplo, se você pensa em ligar para um *crush*, mas percebe que sempre encerra a chamada se sentindo insatisfeito e inseguro sobre como eles se sentem em relação a você, essa ligação não é sua atividade de reencontro. Se a sua atividade potencial de regresso à casa é ter a sua comida ou bebida favorita, mas você sabe que, em geral, termina com você comendo ou bebendo demais e se sentindo doente ou desapontado consigo mesmo, esta não é a sua atividade de reencontro. Portanto, escolha uma atividade nutritiva que o ajude a se sentir mais conectado a si mesmo e, em seguida, decida quantas vezes quer fazer isso esta semana. Você pode querer agendar a atividade com mais frequência do que o normal, mas também quer que a meta seja realista para não iniciar o processo fadado ao fracasso. Se você comeu frango frito no jantar noite passada, pode não querer se tornar vegetariano imediatamente. Em vez disso, você poderia começar com "segundas-feiras sem carne". Além disso, você deseja selecionar uma atividade que esteja em seu orçamento. Se uma das coisas que me ajuda a me reconectar comigo mesmo é um cruzeiro ou uma massagem, mas atualmente não tenho os fundos para nenhum dos dois, devo selecionar outra coisa que eu possa acessar agora. Sua atividade de reencontro pode lhe trazer uma maior sensação de estar vivo. Howard Thurman, um grande teólogo afro-americano, escreveu certa vez: "Não pergunte o que o mundo precisa. Pergunte o que faz você ganhar vida e vá fazê-lo. Porque o que o mundo precisa é de pessoas que tenham ganhado a vida." Depois de selecionar e agendar sua atividade, você está pronto para começar. Ao longo desta semana, pratique sua atividade de voltar ao lar enquanto continua a ler este livro. Na parte 1, você aprenderá mais sobre os sinais de saudade e desconexão e maneiras de abordá-los. Na parte 2, você aprenderá sobre habilidades e mindsets de longo prazo para ajudá-lo a voltar para si mesmo, e na parte 3, descobrirá estratégias para abordar os principais obstáculos para a sua volta para casa.

TERMINANDO NOSSO COMEÇO

Colega de jornada, estou tão feliz que você está nesta jornada comigo. Depois de tudo o que você sobreviveu e suportou, é minha honra sagrada viajar com você em seu reencontro. Sou grata por você estar aqui, e estou animada com o que você descobrirá e recuperará na jornada para casa. Terminarei este capítulo e cada capítulo com o convite que ofereço no final de cada episódio do *O Reencontro Podcast*:

Convido sua alma a dizer à sua mente, ao seu coração, corpo e espírito: "Bem-vindo ao lar".

Reencontro

PRIMEIRA PARTE
SAUDADE DE CASA

CAPÍTULO UM
SOA O ALERTA: PRECISO RETORNAR PARA CASA

Há um sentimento dentro mim...
Gostaria de estar em casa.
- "SOON AS I GET HOME" (Assim que estiver em casa, tradução livre),
cantada por Diana Ross em The Wiz[1]

O lar não é um lugar... É um sentimento.
— Cecelia Ahern

Eu era uma menina negra em Baltimore, com cerca de 9 anos de idade, que ainda brincava com bonecas. O telefone tocou e eu atendi. A pessoa do outro lado não me deu a chance de me identificar. Não houve tempo para dizer: "Este não é o pastor Bryant". A interlocutora já estava chorando e no meio de sua história antes que eu pudesse dizer: "Espere um minuto. Deixe-me chamar meu pai." Esse tipo de chamado não era raro porque eu cresci como filha de um pastor em uma comunidade que tinha mais confiança e recebia mais conforto dos ministros da fé do que dos terapeutas. Alguns anos depois, quando era adolescente, as pessoas ligavam enquanto meus pais não estavam em casa, eu oferecia uma escuta atenta ou quaisquer palavras de conforto ou segurança que viessem à mente. Eu acho que você poderia dizer que minha primeira vez trabalhando em uma linha direta de apoio foi em minha casa quando adolescente. Apreciei esses momentos de dar testemunho e estar presente com as pessoas enquanto elas tentavam navegar pelos vales da vida. Eu já havia experimentado alguns desses vales e compreendia o valor de ser ouvido, visto e apoiado.

---

[1] N. do T.: *The Wiz* é um filme de 1978 estrelado pela cantora norte-americana Diana Ross que, no Brasil, intitulou-se *O Mágico Inesquecível*.

Quando soube que esse não era apenas para os pastores, mas que algumas pessoas viviam disso, tomei a decisão de me tornar uma psicóloga.

Como psicóloga, trabalhei por mais de vinte anos com diversas pessoas que tinham uma série de preocupações, desde o estresse no local de trabalho até o conflito familiar. Enquanto terapeuta orientada para a justiça social, estou ciente de que muitos dos desafios que as pessoas enfrentam não se originam apenas dentro delas. A opressão sistêmica e os preconceitos influenciam nossa vida de maneiras críticas que podem afetar nossa saúde mental. Adoro ser psicóloga — para mim, transcende os limites de uma carreira. É uma vocação, um chamado sagrado para facilitar o processo de cura.

Seja trabalhando para ajudar as pessoas a lidarem com fontes diárias de estresse, ou grandes eventos da vida, era possível notar que as pessoas mais desafiadoras para trabalhar são aquelas que não querem estar em terapia e não veem necessidade de crescer, curar ou mudar. A motivação para a mudança influencia muito a experiência que se tem na terapia. A falta de motivação é bem evidente quando penso em clientes que foram obrigados por um juiz, cônjuge ou pai a participar da terapia. Esses clientes não enxergavam um problema em si mesmos, ou com a maneira como estavam vivendo. Uma das primeiras coisas que tenho que fazer em tais sessões, seja com um cônjuge abusivo, alguém com transtorno por uso de substâncias ou um adolescente argumentativo, é abordar a motivação. Quando os clientes não estão dispostos a se envolver, eles tentarão passar a sessão inteira falando sobre porque não precisavam estar lá, como tudo é ótimo ou até mesmo o que está acontecendo em seu programa de televisão favorito. Temos que fazer o trabalho de motivação antes de iniciarmos o trabalho mais profundo.

A sua decisão de pegar este livro significa que você reconheceu uma ou mais áreas em que deseja crescer e já tem alguma motivação para melhorar a vida. Fico feliz que algo sobre a ideia de regressar a casa ressoou em você. Deixe-me primeiro desenhar uma imagem clara de Reencontro para você. *O Reencontro é um regresso à vida autêntica que se baseia na verdade, autoaceitação e no alinhamento da ação com os valores e o propósito.* O lar é mais do que um local físico; é um espaço emocional e espiritual de pertencimento, apreço e amor. Quando estou em minha casa interior, não tenho nada a provar. Sou livre para ser eu mesma sem pretensão ou fingimento. Reencontrar-se é se afastar dos desvios e das desconexões e voltar à sabedoria alojada em nossos corações, nossas mentes, nossos corpos e espíritos. A Dra. Maya Angelou, poetisa norte-americana, nos disse: "Eu desejo, como todo ser humano, estar em casa onde quer que eu me encontre. O anseio pelo lar vive em todos nós."

Decidir que é preciso regressar ao lar significa reconhecer que existem algumas maneiras pelas quais se tem vivido desconectado ou inconsciente de si mesmo, suas necessidades, dores, seu conhecimento ou até mesmo de seus sonhos. Então, se você se sente desconectado de si mesmo, surge a pergunta: "Quem ou o que tem ditado sua vida?" Alguns de vocês viveram os sonhos e as expectativas de seus pais. Outros viveram em reação a pessoas que o magoaram, fazendo com que construísse uma vida baseada na vingança ou ideia de ter que "mostrar a eles" que é valioso, importante ou suficiente. Outros ainda construíram uma identidade e uma vida para ganhar a aprovação de amigos e até mesmo estranhos, sem nunca verificar se aprova a si mesmo.

Rain, uma latina de 20 e poucos anos, sente-se presa em seu ressentimento. Ela está zangada com o que não recebeu quando criança. A maneira como sua família a maltratou e negligenciou emocionalmente foi dolorosa, ela enfrentou muitas consequências da dor daqueles anos de formação. O problema de estar preso, fitando o passado, é que você deixa de viver no presente. O problema de concentrar toda a sua atenção nas pessoas que o decepcionam é que você pode se decepcionar por não prestar atenção às suas próprias necessidades. Rain se une a nós nessa jornada, reconhecendo os sinais de que ela não está em sua casa interior. Ela está pronta para regressar à casa, para se dar o que nunca recebeu.

Enquanto um ou outro de vocês pode ter adquirido este livro depois de uma semana de desconexão, a maioria de nós passou por longos períodos em que não estávamos sintonizados em nossos pensamentos e sentimentos. Podemos nos perder sutil e lentamente sem nem mesmo perceber. Aqueles ao nosso redor também podem não ter notado. Perder o controle de si mesmo enquanto cuida dos outros pode até ser algo motivado por sua cultura, religião, seu círculo social ou campo profissional. Um despertar para a realidade de sua desconexão é necessário para começar a jornada para casa. Este capítulo destacará alguns dos padrões de pensamento e pesos emocionais que são sinais de que você tem vivido com algum nível de desconexão de si mesmo. Fornecerei a você as habilidades capacitadoras para reconhecer esses sinais e oferecerei algumas dicas iniciais para começar a traçar o curso de volta para o seu interior, para casa. Reconhecer e abordar esses sinais internos é importante porque não só viver uma vida sem autenticidade é insatisfatório, mas também pode se tornar prejudicial à sua saúde física e mental.

Se não me definisse por mim mesmo,
Seria esmagado nas fantasias
Dos outros por mim e comido vivo.
— AUDRE LORDE

Por quais maneiras você foi esmagado, encurralado ou pressionado pelas ideias de outras pessoas sobre quem você é ou quem deveria ser?

Quando você se sentiu oprimido pelas opiniões dos outros a ponto de afastar o som da voz mansa interior?

Você não está sozinho nesta experiência. Os detalhes e o contexto variam, mas muitos de nós tivemos épocas ou uma vida inteira de desconexão de nós mesmos.

Charisma, uma mulher afro-americana solteira, sentiu-se desconectada de si mesma durante a maior parte de sua vida. Ela cresceu em um bairro pobre, onde tinha que ser vigilante em todos os momentos. Sua vida oscilou entre dolorosamente silenciosa e dolorosamente barulhenta. Durante a semana, seus professores exigiam silêncio constante em suas salas de aula superlotadas. Seu pai mal vinha vê-la e sua mãe tinha que trabalhar longas horas, então Charisma, na maioria das vezes, estava sozinha em casa, concentrando-se em trabalhos escolares e tarefas domésticas; o ruído de fundo de uma série de televisão não refletia sua realidade. Nos fins de semana, ela ficava na casa de sua tia, onde muitos parentes, amigos e estranhos estavam sempre indo e vindo. Havia amor e caos, calor e o turbilhão constante de opiniões, isto é, as opiniões dos adultos. As crianças não deveriam se envolver na conversa das pessoas adultas. Charisma costumava manter um diário, mas um de seus primos pegou-o e leu seu conteúdo embaraçoso para qualquer um que quisesse ouvir. Charisma decidiu naquele momento, quando ninguém a defendia ou confortava, manter tudo trancado dentro de si. A questão foi que ela se tornou tão boa em trancar tudo dentro de si que até se trancou longe de si mesma. Anos se passaram de alguma forma por ela e agora com seus 30 anos, está incerta sobre o que sente, duvidosa do que pode fazer e insegura do que sabe. Enquanto ela olha para a paisagem insatisfatória de seus anos, Charisma percebe que o que está faltando é ela mesma. Ela está pronta para um retorno à casa.

A VIAGEM PARA CASA

Ao voltar-se à casa interior, você começa a se libertar dos mandatos e ditames dos outros. "Regras Impostas" são as instruções que você recebeu daqueles ao seu redor ou da sociedade em geral. Você pode ter recebido essas imposições da sua família, de seus professores, da mídia, de seus amigos, de pessoas que você admira e até mesmo de pessoas que o desprezam. Somos bombardeados com tantas mensagens que nos dizem que, porque pertencemos a uma determinada família, comunidade, raça, religião, faixa etária, a um determinado gênero ou o que quer que seja, devemos viver de uma certa maneira. Algumas partes desses scripts podem ressoar conosco, enquanto outras não parecem verdadeiras. Como você perde o peso das expectativas e demandas de outras pessoas por sua vida, seu tempo e seus recursos, você se volta à casa interior para uma vida que ressoa, desperta e anima.

Você chegou a um lugar em que a tolerância não é suficiente, apenas sobreviver não é suficiente, ficar na pista em que os outros o forçaram não é suficiente. Reencontrar-se é viver de maneira plena e abundante, e ocupar espaço, não se ajustando a uma vida de insatisfação e descontentamento.

Convido-os a declarar hoje: "Recuso-me a participar do silenciamento de mim mesmo. Eu não concordo com o apagamento de mim mesmo." Ao começar essa jornada, você reconhece o quão perigoso e caro tem sido viver temporadas de sua vida se sentindo desconectado de si mesmo. Isso lhe custou autorrespeito, tempo, possibilidades e até mesmo sua saúde física e mental. Ao voltar para si, você tem a oportunidade de se recuperar. Então, à medida que você trabalha o seu caminho através deste processo, notará que você é a motivação, o objetivo e a inspiração. A verdade é que você pode ter esperado por um longo tempo para ser visto, apreciado, ouvido e amado. Voltar para si mesmo é dar-se as coisas que você estava esperando, as coisas que achava que apenas os outros poderiam lhe dar e as coisas que você pensou que nunca poderia receber.

Como Diana Ross cantou em *Tema de Mahogany*[2], "Você sabe para onde está indo? / Você gosta das coisas que a vida tem te mostrado?" São questões importantes. Como a bispa Vashti McKenzie, a primeira mulher bispa da Igreja Metodista Episcopal Africana, declarou: "Estamos todos indo para algum lugar, mas para onde está o lugar de sua ida?" Muitos de nós passamos anos nos distanciando de nós mesmos, mas com cada capítulo deste livro e cada decisão, pretendemos fazer de nossa volta para casa interior o destino de nossa jornada.

Convido-o a fazer uma pausa sagrada agora e se perguntar para onde você está indo. Uma pausa sagrada significa tirar um momento para respirar e confirmar com as partes silenciadas ou ignoradas de si mesmo. Que caminho você tem seguido com base em seu investimento de tempo, dinheiro e relacionamentos? Para onde esse caminho leva? É para lá que quer ir? Convido-os a se interiorizar, em vez de deixar terceiros serem a sua bússola. Às vezes, as pessoas tomam decisões por voto popular entre seus amigos e familiares. Ao invés disso, convido-os a despertar sua bússola interna, para que possam começar a saber o que sentem, pensam, precisam, querem e sonham. A única maneira de mudar de direção é começar sendo honesto consigo mesmo sobre as maneiras pelas quais você se sentiu perdido, desconectado, insatisfeito ou empacado.

---

2   N. do T.: *Mahogany* é um filme de 1975 estrelado pela cantora norte-americana Diana Ross.

Para começar a jornada, você pode admitir para si mesmo que sente sua falta? Você sente falta de viver livre do manto pesado da vergonha ou da dor? Você sente falta de dormir a noite toda? Você sente falta de ter apetite sem ser consumido com alimentação emocional? Você sente falta da sua risada? Você sente falta de ser você mesmo? Convido-os a quebrar o silêncio e a falar a verdade com as palavras *sinto a minha falta*. Em seguida, inspire pelo nariz e expire pela boca. Observe o movimento em seu peito, caixa torácica e abdômen enquanto respira. É o tratamento perdido.

Alguns de vocês podem sentir falta da pessoa que nunca foram livres para ser. Se você cresceu com trauma e estresse constantes, talvez nunca tenha sido capaz de estar em sua casa interior, estar livre da vergonha e experimentar uma alimentação saudável, e dormir. Exploraremos o trauma e outros grandes obstáculos com mais detalhes na terceira parte. Se sente falta da pessoa que nunca foi capaz de ser, também experimentou a saudade de casa, um desejo de se conectar consigo mesmo, como nunca esteve seguro o suficiente para fazer antes.

Uma vez que você reconhece estar desconectado de si mesmo, começa a reconhecer todas as maneiras pelas quais foi distraído desse desejo pela casa, tais como assistir muita televisão, checar demais as mídias sociais, seguir pessoas midiáticas, fumar, beber, fazer compras ou até mesmo assumir projetos extras para preencher seu tempo e foco. Ao regressar para sua casa interior, você libera a necessidade de engajamento externo perpétuo para que possa se sentar consigo mesmo e aprender a desfrutar de sua própria companhia. Percebe que se há a necessidade de estar sempre inebriado ou tem que ter alguém por perto com constância, você não está verdadeiramente em casa consigo mesmo.

Pode começar a notar as maneiras pelas quais você traiu a si mesmo através da procrastinação, negligenciando suas necessidades e abandonando seus sonhos. Talvez pudesse ter parecido nobre ou necessário em um ponto. Você reconhece essa auto traição não para se bater, mas para acordar. Enquanto cuidava dos outros, quem estava cuidando de você? Você quer recuperar as partes esquecidas, negligenciadas e traídas de si mesmo?

Quando você reconhece que o estresse e o trauma o levaram à distração e ao autoabandono, sua atenção muda de se preocupar com todos os outros para ver o dom não reconhecido de si mesmo. Começa a dizer: "Não só sinto falta de mim mesmo, mas também quero voltar para mim. Quero redescobrir minhas asas. Quero ouvir meu rugido não filtrado: minha verdadeira voz. Quero despertar meus dons adormecidos."

Você se tornou consciente de que está ansiando pelo autêntico "eu". Você pode ter descoberto isso bem rápido em sua juventude, ou pode ter tomado o longo caminho de casa. Seja qual for a sua idade, eu o celebro por reconhecer as coisas que você tem perseguido e priorizado que o levaram para longe de si mesmo e não trouxeram realização duradoura. Você está pronto para se liberar do *quem dera*. Lembra-se de quando pensou que seria feliz se pudesse realizar um dos itens abaixo?

- Terminar a escola
- Poupar uma certa quantia de dinheiro
- Conseguir um emprego que sua família respeite
- Casar-se
- Ter filhos
- Possuir uma bela casa
- Ser respeitado por pessoas que uma vez o rejeitaram

Para aqueles de vocês que não alcançaram esses marcadores, eu quero que saibam que algumas pessoas têm as coisas que você quer e ainda não estão em casa consigo mesmas. Elas podem ter recebido muitos elogios e alcançado todos os marcos importantes, mas em algum lugar da jornada, se abandonaram. De maneira independente do que realizamos externamente, estamos todos aqui para o que queremos realizar de forma psicológica e espiritual e isso somos nós mesmos. Que bela jornada para embarcar!

*Talvez casa seja um lugar para onde irei
e que nunca estive antes.*

— WARSAN SHIRE

*Acredito que onde os sonhos habitam,
o coração o chama de lar.
Então, que se desvencilhe da
melancolia e deixe que
seus pensamentos o levem
de volta ao berço
de sua confiança.*

— DODINSKY

O COMEÇO

*Estamos num lugar de pedaços dispersos,
Com lembranças de nossas vidas refletidas em cacos de vidro,
Lágrimas nos rostos ou nos bolsos abarrotados,
Rugidos e sussurros trancados em arcos costais
Movendo-se gentilmente com a respiração curta.
A certeza em mente e as questões em nosso coração, chegamos
a este lugar que chamamos de lar.
Percebemos que as paredes não condizem
com o projeto original.
Nossos pés estão ávidos por terra,
Nossos ouvidos aguardam o som de nossa voz autêntica,
Cansados de andar na trilha estreita com base no mapa
em que outros desenharam para nós.
Subindo das entranhas,
Ouvimos o alarme:
Esta não sou eu.
Esta não sou eu.*

Quando o alarme alcança nossos corações, nós decolamos,
Às vezes correndo, ou caminhando, ou se alongando,
Porém sempre regressando a casa,
Superando obstáculos.
Estamos regressando ao Lar.

Este é um bom momento para fazermos uma pausa sagrada, respirar e refletir intencionalmente e sem pressa.

DEVER DE CASA

Depois de ler essas instruções, convido-o a fechar os olhos se isso for confortável para você e a se imaginar quando estiver emocional e espiritualmente em sua casa interior. Como será? Como você vai respirar, falar, mover-se através da vida, tomar decisões, amar, manifestar o seu propósito e descansar? Quando você estiver em sua casa interior, como soará a sua risada? Que perfume você usará? O que mudará dentro de você e ao seu redor? Comece a tirar uma foto de si mesmo em casa. Permita que esta imagem o motive ao iniciar esta jornada, mesmo que a imagem mude à medida que aprofunda a leitura.

Convido sua alma a dizer ao seu coração, corpo, espírito e à sua mente: "Bem-vindo ao lar".

CAPÍTULO DOIS
SINAIS INTERNOS DE DESCONEXÃO

Eu estava em pé em uma sala de conferências lotada, revisando o discurso principal, vestindo o terno extravagante de minha mãe, que encarna a realeza da moda; e fazendo o que eu amo: conversando com as pessoas sobre a jornada de cura para casa, para seus eus autênticos. A conferência foi sobre agressão sexual e, na minha palestra, discursei sobre o processo de recuperação com base na minha experiência como pesquisadora, como praticante que ajudou outras pessoas a se curarem e, também, como uma sobrevivente de agressão sexual. Terminei o discurso me sentindo inspirada enquanto fitava o mar de pessoas comprometidas em acabar com a violência sexual. A maioria das pessoas veio até mim com grandes sorrisos, alguns com lágrimas nos olhos, mas uma mulher se destacou. Eu a notei de longe devido ao seu olhar inquieto. Quando ela chegou até mim, respirei fundo e me preparei para ouvir o que ela queria compartilhar. Com ceticismo, ela disse incrédula: "Então você é uma sobrevivente?! Você não se parece com nenhuma sobrevivente que eu já tenha visto." Eu deixei o silêncio se instalar para trabalhar. Ela se manteve em pé com sua pergunta, e eu fiquei na minha verdade, então ela disse: "Todo sobrevivente que eu conheço é gordo, drogado ou sem-teto como eu." Abri as mãos e deixei meus olhos falarem. Ela agarrou minhas mãos e começou a chorar. Deixei-a me ver sob as camadas gradualmente, terninho, apresentação do PowerPoint e habilidades oratórias. Deixei-a ver o que sou: uma sobrevivente.

Eu estou ciente de que muitos de vocês podem não ter muitos sinais externos de desconexão nesta jornada de reencontro. No entanto, reencontrar-se é uma questão do coração. Não se trata da aparência das coisas, mas de como se sente: a condição de seu espírito e o funcionamento interno de sua mente.

Você pode ter o currículo, o relacionamento e as postagens nas mídias sociais em que você parece feliz, mas, ainda assim, não está satisfeito.

Neste capítulo, descompactaremos alguns dos sinais emocionais de desconexão de si mesmo, incluindo depressão, ansiedade, ressentimento e inveja. Fornecerei algumas ferramentas iniciais para capacitá-lo a acessar seus sentimentos para que você possa continuar na jornada para casa.

POR QUE ESTOU DESCONECTADO?

Reservemos um momento para refletir sobre as razões pelas quais nos desconectamos de nossos sentimentos. Às vezes, a pressão, o estresse e as demandas da vida são tão grandes que sentimos que não temos tempo para nossas emoções.

Muitos de nós fomos criados para descartar nossos sentimentos com base em ensinamentos sobre nosso gênero, nossa raça e religião. Meninos e homens são muitas vezes desencorajados a mostrar emoções — além da raiva. Esse requisito para desligar as emoções inclui não apenas tristeza e medo, mas também alegria. Essa mensagem limitou muitos homens, restringindo-os a definir e medir sua masculinidade por sua capacidade de se desconectar. A dificuldade em reconhecer e expor emoções de maneira saudável é uma grande barreira para viver autenticamente.

Como uma criança afro-americana, lembro-me de ouvir muitas vezes a frase *Melhora essa cara!* ou *Pare de chorar antes que eu a faça chorar de verdade*, ditas a mim ou a outras crianças em referência à ameaça de uma surra.

As crianças, em geral, não tinham permissão para exibir emoções negativas. Era inaceitável parecer zangado, triste, desapontado, entediado ou frustrado. A escravização histórica e o encarceramento em massa levaram muitos pais negros a temer criar filhos fracos ou desrespeitosos. A sobrevivência dos negros na América exigiu o domínio de mascarar emoções de descontentamento em particular. Sei que os negros americanos não estão sozinhos; outras comunidades de cor também enfatizaram a importância de mascarar a emoção, mostrar força, honrar a reputação de sua família e comunidade, e suportar sem reclamar. Embora a sobrevivência seja importante, a supressão de nossos sentimentos tem um custo. Feridas não curadas e tristeza não resolvida surgem de maneiras destrutivas e insalubres.

Ensinamentos religiosos e espirituais também têm sido usados como ferramentas de supressão. Certas emoções são rotuladas como pecado ou evidência de falta de fé. Isso pode levar à positividade ou espiritualidade tóxicas, na qual as emoções humanas são inaceitáveis. As pessoas são ensinadas erroneamente que, se experimentarem sentimentos desconfortáveis como ansiedade, tristeza e raiva, isso significa que elas não são gratas o suficiente, espirituais o suficiente ou confiam em Deus o suficiente. Como resultado da luta para conter essas emoções, as pessoas podem vivenciar vergonha, o que amplifica sua angústia e um autojulgamento.

Além dos ensinamentos sobre gênero, raça e religião, as experiências de trauma podem dar a impressão de que as emoções são perigosas. Para quem experienciou traumas, testemunhar a raiva, frustração ou irritação dos outros pode ser um gatilho. Para evitar isso, os sobreviventes podem tentar quase sempre manter todos ao seu redor apaziguados. Eles ainda podem vivenciar um medo de decepção, o que os priva de momentos agradáveis, por acreditarem não serem duradouros. Como resultado, muitos de nós somos emocionalmente fechados e incapazes de celebrar nossos sucessos.

Seja qual for a causa, o desapego de nossas emoções se tornou uma norma tão convencional que, quando perguntamos às pessoas como elas estão se sentindo, a resposta socialmente aceitável é "bem". Nos círculos religiosos, a resposta apropriada é, em sua maioria, "sou abençoado". Podemos perfeitamente ser abençoados e ainda vivenciar tristeza, preocupação e frustração. Além de esconder nossas emoções dos outros, ainda podemos negar nossas emoções a nós mesmos, por medo de nos afogarmos nesses sentimentos.

Estava conversando com uma amiga querida ao celular sobre algumas notícias médicas ruins que ela recebera, até que ela me disse: "Eu tenho me segurado o dia todo para não chorar". Perguntei: "E se você simplesmente deixar as lágrimas virem?" Ela tinha receio de chorar, com medo de se desestabilizar, e não podia se dar ao luxo de se descontrolar, pois tinha que estar mentalmente preparada para combater a doença. Embora estivéssemos em duas cidades diferentes, decidimos sair de casa ao mesmo tempo e dar um passeio enquanto falávamos ao celular. Durante a nossa caminhada, ela permitiu que as lágrimas viessem e foi capaz de compartilhar seus medos sobre a possibilidade de ter que lutar contra um câncer no meio de uma pandemia. Andar a acalmou e aliviou um pouco a tensão que estava experimentando em seu corpo, então sem ninguém lá para ver sua vulnerabilidade e uma boa amiga-irmã ao celular, ela se sentiu segura o suficiente para chorar. Esta libertação criou espaço para que ela fosse nutrida, confortada e satisfeita com as suas necessidades de expressão e de conexão.

Alguns de nós se tornam emocionalmente desligados por exaustão. Se você enfrentou desesperança, impotência ou confusão recorrentes, você pode ter aprendido a verificar como um mecanismo de enfrentamento que agora se tornou sua resposta automática e inconsciente. Você pode estar em um lugar onde nada, ou muito pouco, o incomoda. Os psicólogos às vezes se referem a isso como dissociação, ou a resposta de congelamento (como na luta, fuga ou paralisação). As pessoas podem interpretá-lo como duro, sem coração, frio, inacessível, distante ou forte. Você pode ter se acostumado tanto a dizer às pessoas que está bem, e até mesmo acreditar que está tudo em ordem, se não tiver certeza de quando as coisas dentro de você desmoronaram. A desconexão pode ser uma forma de se proteger da vulnerabilidade do sentimento.

O estresse ou o trauma deixam os outros incapazes de controlar ou conter as suas emoções. Muitas vezes, você pode ter se sentido sobrecarregado, ou se rotulado como sensível ou "exagerado". Você pode estar tão em sintonia com sua dor e o sofrimento ao seu redor que é difícil conter ou comunicar o que você sente. Sentir as coisas profundamente e ser criticado por isso pode ter levado você a construir paredes. Eu quero que você saiba que uma parte da jornada de reencontrar-se é ser capaz de expressar e honrar os seus sentimentos.

Quando estamos emocionalmente desconectados, podemos negligenciar nossas necessidades e tomar decisões que não estão alinhadas com nosso coração e nossos valores. Podemos sabotar nossos relacionamentos com falta de comunicação, transparência ou afeto. Outros podem assumir que não nos importamos ou que não precisamos de nada porque parecemos impassíveis. Alguns de nós aprendemos a permanecer superconcentrados nos sentimentos dos outros, negligenciando nossas próprias emoções, a fim de sobreviver. Isso nos impede de estabelecer limites saudáveis e até mesmo estar ciente de nossas necessidades, nossos desejos e sentimentos. A inteligência emocional é sobre estar ciente de nossos próprios sentimentos, não apenas as emoções dos outros, e ser capaz de controlar e comunicar nossos sentimentos. Por outro lado, aqueles de nós que ficam sobrecarregados por nossas emoções podem ter dificuldade em sintonizar os sentimentos dos outros. Regressar à casa interior é ser capaz de ouvir a canção do meu coração sem que ela seja abafada pelas canções dos outros, e ser capaz de ouvir as canções dos outros sem assumir que as suas são as mesmas que as nossas.

A desconexão emocional pode vir com o aumento do risco de danos ou autoengano, porque é mais difícil prestar atenção ao nosso alarme interno. Com um alarme silencioso, podemos negligenciar nossos próprios cuidados, como descanso, fome e até mesmo a necessidade de sair de empregos tóxicos ou relacionamentos insatisfatórios. Faz parte de nosso reencontro curar as feridas que nos fizeram desconectar para que possamos despertar para nossa consciência emocional.

COMO VOCÊ SE PARECE QUANDO ESTÁ DIVAGANDO E DESCONECTADO?

Quando você está desconectado de si mesmo, pode estar mascarando e se censurando a maior parte do tempo. Você pode sentir que tem que se mostrar de uma certa maneira para estar seguro, amado, escolhido ou aceitável. Você pode facilmente se perder de vista no processo de busca de aceitação, como evidenciado na história de Michael.

Michael é um homem latino de 30 anos. Ele sempre foi o forte em sua família, seu grupo de amigos e local de trabalho, e ele é considerado um líder natural.

Ele é talentoso e inteligente, caloroso e atencioso. Ele também é deprimido e perfeccionista. Michael trabalha duro, mas é muito cauteloso. Muitos sentem falta do fato de que eles realmente não o conhecem bem porque ele é tão bom em prestar atenção neles e dar-lhes o que eles querem sem revelar muito de si mesmo. Michael é bem-sucedido, mas está sempre escalando a próxima montanha; ele gasta pouquíssimo tempo apreciando e encontrando satisfação no que alcançou. O que quer que ele faça nunca é suficiente; em sua essência, ele acredita que não é suficiente.

Enquanto a desconexão psicológica pode se manifestar como ambição implacável em algumas pessoas, ela também pode assumir a forma de sonhos, esperanças e expectativas diminuídas em outras. Para aqueles que vivenciaram a depressão, você pode viver com a antecipação de um futuro encurtado ou a incapacidade de se imaginar vivendo além de uma idade definida. As pessoas que passaram por traumas muitas vezes acreditam que suas vidas serão interrompidas cedo. Você pode ter se armado contra a decepção sempre se preparando para o pior, mas, como resultado, acaba vivendo uma vida pequena e restrita. Se você está vivendo em uma fração de sua capacidade, você não está em sua casa interior.

Passar grande parte do seu tempo em espaços tóxicos e drenantes também pode contribuir para a desconexão emocional. Se você já passou meses ou anos de sua vida em um relacionamento insalubre ou em um local de trabalho tóxico, você pode ter tido que se desconectar de si mesmo ou se retirar para dentro de si para se sentir seguro.

Você pode ter sido informado de que não é bom se sentir deprimido, irritado, exausto, desapontado, solitário ou até mesmo orgulhoso de si mesmo. Pode ter recebido roteiros culturais e religiosos que exigem mascarar seus sentimentos de si mesmo e dos outros. Você já conheceu alguém que estava visivelmente irritado, mas negou? Você mesmo tem sido a pessoa que negou seus sentimentos, mesmo quando os outros notaram e nomearam isso? Às vezes, suas expressões faciais, sua linguagem corporal e seu tom revelam sentimentos que você ainda não reconheceu.

Experiências estressantes e traumáticas podem ter criado dentro de você uma crença central sobre si mesmo que é falsa; isso o mantém desconectado de si mesmo. Algumas dessas crenças centrais podem ser:

- Eu não sou bom o suficiente.
- Não sou digno.
- Eu não sou amável.
- Eu não sou destinado a ter uma boa vida.

Quando acreditamos nessas mentiras, podemos mascarar, nos contorcer ou esconder para sermos aceitos, afirmados e amados. Nos perdemos de vista quando passamos um tempo considerável em ambientes onde não é seguro sermos nós mesmos. O regresso a casa, no entanto, é um refúgio das tempestades da vida — tanto os nomeados quanto os não reconhecidos.

A realidade é que algumas pessoas não estão confortáveis com seus sentimentos. Ao começar a jornada para a casa interior, considere as emoções que eram aceitáveis e inaceitáveis para expressar tanto agora quanto no momento em que você estiver em crescimento. Seus sentimentos podem parecer inconvenientes porque falam de uma necessidade não atendida. Você pode ter sido envergonhado ou ignorado por seus sentimentos, mas vamos fazer um pacto de não envergonhar ou ignorar a nós mesmos. Podemos, em vez disso, tentar uma aceitação radical, que realmente honre o que sentimos sem lutar ou patologizar[1]. Se você está triste, desapontado, com inveja, com raiva, animado ou envergonhado, tente desenterrar essas emoções e refletir a respeito delas. Você não é um robô ou um capacho. Você tem sentimentos, e isso é simplesmente parte da condição humana. Não está aqui apenas para servir, trabalhar ou prover. Reencontrar-se é uma decisão de viver plenamente, e uma vida plena tem uma gama de emoções.

Reencontrar-se não é sobre o que as outras pessoas querem, esperam ou mesmo exigem que eu sinta. Nem se trata de abrir espaço para as lágrimas

---

1 N. do T.: diz respeito ao ato de transformar em doença ou anomalia, ou seja, o efeito de considerar patológico/doentio, ainda que não seja.

dos outros enquanto suprimo as minhas. Reencontrar-se é sobre ser honesto comigo mesmo sobre o que sinto. Se você não tem certeza do que sente, sintonize seu corpo. As emoções podem se tornar conhecidas através de um coração acelerado, uma dor de estômago, um aperto no peito ou bochechas aquecidas. Alguns terapeutas dizem: "Saia da sua cabeça e mergulhe em seu coração/corpo". Isso significa se conectar com suas respostas emocionais e físicas. Ficar na cabeça pode ser uma maneira de se desconectar de si mesmo; você pode racionalizar porque precisa ficar em um ambiente tóxico enquanto seu corpo grita para escapar. Você deve aprender a observar os primeiros sinais de fadiga, frustração e medo. A mente racional não é mais importante do que o seu coração, corpo e espírito.

Alguns de nós têm atuado por tanto tempo que perdemos de vista a verdade de como nos sentimos. Queremos que todos acreditem que está tudo bem. Queremos parecer fortes e impecáveis. Essas performances são exaustivas e não deixam espaço para nós. Precisamos encontrar ou criar espaços onde possamos estar em nossa casa interior, com nossos pensamentos e sentimentos. Para alguns, isso pode ser no chuveiro ou sozinho no carro. Definiremos a intenção de esculpir mais espaço onde somos livres para sentir e expressar o que sentimos.

Nos sentirmos suprimidos ou ignorados pode irromper em choro, raiva, ranger de dentes, sudorese, ritmo, perda de cabelo, compulsão alimentar e até mesmo comportamentos de automutilação, como corte. À medida que abrimos espaço para a verdade, incluindo a verdade sobre o que sentimos, nos tornamos mais capazes de expressar e controlar nossas emoções. Pense no que você faz atualmente para acalmar seus nervos e considere se a ação o leva de fato a um estado perpétuo de fugir de si mesmo.

Uma razão pela qual fugimos de nossos sentimentos é porque reconhecer como nos sentimos pode exigir que façamos algumas mudanças. Se você disse a si mesmo a verdade sobre como se sente em relação ao seu trabalho, seu relacionamento ou sua família, talvez seja necessário tomar algumas decisões difíceis. Convido-o, neste momento, a reconhecer como se sente em seu corpo quando está na presença de seu outro significativo ou de um membro da família, ou em seu local de trabalho. À medida que você eleva sua percepção, sua consciência, você se aproxima de casa.

Convido-os a refletir sobre alguns dos sentimentos associados à desconexão de si mesmo. O tédio muitas vezes soa discreto, mas se você está entediado, isso geralmente significa que você está vivendo abaixo do seu potencial. Talvez você tenha vivido no piloto automático, seguindo o caminho que começou, mesmo que ele não se manifeste mais. Você está vivendo sem paixão ou propósito? Quando constata, você nem percebe quando a alegria lhe deixou (se é que ela já esteve presente). Se você é honesto consigo mesmo e descobre que está entediado com seu trabalho, seus relacionamentos ou seu caminho espiritual, este é um sinal de que é hora de retornar para você. O regresso a casa é a decisão de ocupar a sua vida, de se envolver com o que o anima e injeta uma nova vida aos ossos enxutos das suas circunstâncias. O tédio nem sempre significa que você precisa sair! O seu trabalho ou a sua relação pode ser entediante, em parte, porque você deixou de comparecer totalmente. Plantas negligenciadas murcham por falta de sol e água. O tédio é um sinal de que é necessário voltar à vida e nutrir os dons dentro de você e em sua vida. Alguns de vocês têm circunstâncias financeiras que fazem se sentir preso em uma carreira ou em um trabalho que não lhe traz nenhuma realização. Gostaria de encorajá-lo a considerar maneiras de infundir alegria ou satisfação em seu dia — tanto durante o horário de trabalho quanto após o expediente.

Outro sinal emocional de que você precisa regressar a casa interior é a inveja. Quando você se julga duramente por seus sentimentos, aumenta suas dificuldades; considere como se a inveja estivesse lhe dando informações sobre seus desejos. Se você tem inveja de outras pessoas que parecem ter liberdade financeira, um relacionamento amoroso, uma família que se preocupa com elas, filhos, um corpo saudável ou até mesmo confiança, é importante não se crucificar por querer o que lhe falta. A chave é voltar o olhar para seu interior e dar-se espaço para vivenciar seus sentimentos. Você pode ter uma dor não resolvida sobre a infância que teve ou não teve. Você pode estar frustrado ou desapontado com as condições físicas ou psicológicas com as quais tem que conviver. Você pode se sentir irritado com as maneiras pelas quais teve que lutar financeiramente. Ao voltar à casa interior, você pode reconhecer os sentimentos sob sua inveja. Ao aceitar o que você não pode mudar e agir de acordo com o que pode, você manifesta a vida que almeja. Se você inveja a confiança, trabalhe em construir sua confiança. Se você inveja um relacionamento, comece a enfrentar barreiras que podem estar no caminho de seus relacionamentos formativos. Se você inveja pessoas com privilégios que se beneficiam da opressão, comece a se organizar e se envolver com a justiça social.

Às vezes, estamos comparando nossa vida real com a vida de mídia social de outras pessoas, e muitas vezes há mais na história do que as fotos das pessoas de sorriso e sucesso intermináveis. Por fim, ao voltar à sua casa interior, você pode reconhecer seus sentimentos desagradáveis sobre o que não tem, enquanto ainda é capaz de comemorar com seus amigos que alcançaram ou sempre tiveram as coisas de que desejava. Você pode lamentar por suas dificuldades com a infertilidade e ainda celebrar o nascimento do filho do seu amigo. Você pode reconhecer sua solidão e anseio por companheirismo enquanto ainda está autenticamente feliz por seus amigos encontrarem o amor. As emoções são complexas e em camadas, e você pode sentir mais de uma coisa ao mesmo tempo. Aceitar a complexidade faz parte de um regresso psicológico a casa.

Outro indicador de desconexão emocional é a incapacidade de expor alegria. Quando a vida é difícil, podemos nos tornar hipervigilantes, então quando as coisas estão indo mal, sentimos tristeza, raiva e desespero, mas quando as coisas estão indo bem, esperamos pelo pior. Quando estou sempre desesperado, não estou em minha casa interior. À medida que experimentamos o retorno a casa interior, podemos respirar, sentir e até mesmo desfrutar do bem. Isto não é fácil, mas convido-os a definir a intenção de sentir toda a gama de emoções, incluindo a alegria. À medida que começamos a convidar a alegria para fazer parte de nossa vida, podemos iniciar o processo de derrubar os muros que nos impediram de viver no presente, especialmente quando enfrentamos a vulnerabilidade do prazer. Convido-o a se permitir para não viver no modo guerreiro, reconhecendo que você quer mais da vida do que a sobrevivência. Você pode cultivar a alegria passando seu tempo fazendo coisas que o animam na vida e se envolvendo com pessoas que o enchem de alegria.

No outro extremo do espectro emocional está a raiva, e alguns de nós têm dificuldade em acessá-la. Você pode ter crescido em uma casa ou comunidade onde as crianças não tinham permissão para expressar emoções negativas. A realidade é que algumas coisas são ultrajantes, e quando não podemos experimentar ou expressar indignação, muitas vezes voltamos esses sentimentos para dentro, de modo que se manifesta como depressão. Relacionado à raiva está a frustração, que experimentamos quando temos um objetivo, desejo ou uma necessidade que não é atendida. Quando somos maltratados ou desrespeitados, podemos nos sentir envergonhados, tristes ou entorpecidos; também podemos sentir um bloqueio que torna a raiva inacessível. Para aqueles que pensam que toda raiva é inaceitável, considere que vivenciar a raiva não determina o que se faz com ela. A raiva verdadeira e destrutiva pode nos levar a ações autodestrutivas ou contra os outros, porém, a raiva construtiva pode nos motivar a fazer mudanças, a usar nossa voz e a reconhecer nosso arbítrio. Alguns dos momentos decisivos de progresso na história da humanidade ocorreram porque as pessoas estavam indignadas com a injustiça e depois trabalharam para mudar as coisas. Uma maneira de controlar sua raiva é adotar uma prática de escalar os eventos. Trabalhei com clientes sobre isso para ajudá-los a avaliar a gravidade de uma infração para que eles possam determinar uma resposta apropriada. Isso é importante para aqueles que escalam rapidamente de 0 a 10 e explodem em incidentes menores. Considere os tipos de eventos que são levemente irritantes e obteriam uma pontuação de 1 ou 2, e vão até 10, determinando os tipos de eventos que são cada vez mais perturbadores. Então você pode voltar e pensar sobre as opções para uma resposta a um irritante menor, em oposição a uma violação de nível 10. Ser capaz de responder de forma adequada a eventos perturbadores é um aspecto importante de se reencontrar.

Ellen, uma mulher asiática-americana na casa dos 50 anos, vive com intensa depressão e dependência de substâncias que às vezes surgem como irritabilidade e explosões de raiva. Depois de alguns meses em terapia, ela compartilhou com muita naturalidade sobre o abuso físico que seu pai lhe infligiu (sem usar a palavra abuso). Perguntei como ela se sentia sobre as ações de seu pai, e ela respondeu, "Acontece que eu não sinto nada. Provavelmente é tudo o que meu pai sabia." Quando comecei a nomear os sentimentos potenciais que ela poderia ter, ela rejeitou a ideia e mudou de assunto. Meses depois, ela compartilhou de maneira espontânea como ela se sentiu durante o abuso e como ela se sente sobre isso agora. Fomos então capazes de explorar quais sentimentos ela não tinha permissão para sentir ou expressar quando criança, e como ela desde então foi rápida em explodir a qualquer sinal de que uma pessoa poderia desrespeitá-la, desonrá-la ou machucá-la. Com fogo nos olhos, ela declarou: "É melhor não tentarem". Conectando-se aos seus sentimentos, ela criou espaço para começar a jornada de volta à casa interior com a verdade.

Mais uma indicação emocional de que somos excluídos de nossa vida é estarmos presos no ressentimento. Há provavelmente maneiras pelas quais fomos maltratados, desvalorizados, ignorados, negligenciados ou mesmo abusados. Infelizmente, em muitos casos, essas experiências não são recebidas com uma resposta justa. Muitas vezes elas eram recebidas com silêncio, e aqueles que nos maltratavam pareciam se safar disso. Isso pode ser muito doloroso. Podemos nos sentir incapazes de avançar quando não houve encerramento, justiça ou pedido de desculpas. Parece tão injusto porque *é* injusto. No entanto, quando estou preso no ressentimento, o ofensor continua a ditar a minha vida. Estou esperando que eles me libertem, e eles provavelmente nunca o farão. Uma parte do regresso a casa é me permitir tirar a minha cura das mãos daqueles que me prejudicaram. Eu me abro para a possibilidade de que essa pessoa não seja mais o centro da minha vida. À medida que você viaja à casa interior, será útil continuar a lembrar-se de que é digno de uma vida plena, mesmo que os outros não o tratem dessa maneira.

Suas lágrimas são orações. Seus suspiros, seu choro, corpo dolorido e seus olhos em branco muitas vezes carregam uma história que você pode não ter tido as palavras ou a liberdade de se expressar.

- O estado da sua vida, interna ou externamente, fica aquém ao que você imaginava?
- Você alcançou o que pensava que queria, apenas para descobrir que ainda se sente vazio e insatisfeito?
- Você tem uma sensação de impotência ou desesperança?
- Você não tem energia ou motivação para perseguir as coisas que costumavam ser importantes?
- Você sente que não há palavras para capturar a dor em seu coração?
- Você se encontra chorando com frequência ou parece impossível chorar?

Se você respondeu sim às perguntas acima, pode estar enfrentando depressão, o que para alguns é um sinal de falta de moradia psicológica. Com a depressão, podemos nos sentir desconectados dos outros ou até mesmo da própria vida. Eu aprecio o esforço que você fez para atravessar aquela nuvem de tempestade e começar este livro. Há muito estigma em torno da depressão, então seu primeiro instinto pode ser rejeitar a possibilidade de que a tenha experimentado. Alguns aspectos da depressão podem ressoar com você, enquanto outros não. É importante que reconheça qualquer sinal de que está com saudades de casa ou está sentindo falta de si mesmo. Muitos de nós experimentamos sintomas de depressão, mesmo quando não sabíamos como chamá-la. A depressão vai além da tristeza; por definição, ela perturba as nossas vidas.

Uma parte do seu regresso a casa pode exigir o reconhecimento de sinais de depressão e dar alguns passos de volta à casa interior. A realidade é que a reconexão consigo mesmo pode parecer que você está se encontrando pela primeira vez. Este é o caso se a depressão ou desconexão começou cedo em sua vida.

Os sinais de depressão incluem humor deprimido, dificuldade em dormir (o que pode significar dificuldade em adormecer ou permanecer dormindo ou dificuldade em acordar), perda ou aumento de apetite, o que pode resultar em perda ou ganho de peso, falta de prazer nas coisas que costumava desfrutar, perda de energia, movimento lento, sensação de desesperança ou a crença de que as coisas nunca vão melhorar, e pensamentos de automutilação ou suicídio.

Para algumas pessoas, a depressão aparece de maneiras não tradicionais, como depressão de alto funcionamento, irritabilidade ou raiva. Aqueles com depressão leve ou moderada podem ser capazes de ir ao trabalho todos os dias, mas a depressão pode se tornar mais evidente após o trabalho, quando eles são incapazes de se mover do sofá, começar imediatamente a beber ou lutar contra a insônia. Se você se encontra mal durante o dia, entra em colapso quando está sozinho, ou vivenciando mais raiva profunda, ressentimento ou uma sensação de estar no limite em comparação com os outros ou com o seu antigo eu, você pode estar em depressão subjacente. A depressão é mais do que um dia ruim: dura pelo menos duas semanas e afeta vários aspectos de sua vida. Se você está vivendo com depressão, eu recomendaria psicoterapia, além das seguintes estratégias para ajudá-lo a navegar na jornada para sua casa interior.

1. Reconheça o desespero ou a depressão e as circunstâncias que criaram ou contribuíram para a existência dela. Muitas vezes nos julgamos duramente por nossos desafios sem olhar para as raízes do problema, seja relacionado à biologia, família, às perdas, à opressão ou a outras formas de trauma.
2. Alimente-se gastando tempo com pessoas que o afirmam, enquanto reduz ou elimina o tempo com pessoas que o fazem se sentir pior consigo mesmo.
3. Envolva-se no autocuidado. Se há maneiras pelas quais você tem se esforçado, uma ótima maneira de começar essa jornada é cuidar melhor de suas necessidades (mesmo que você tenha energia suficiente para pequenos passos). Tenha paciência consigo mesmo, cuidando de sua higiene, tentando comer alimentos saudáveis e descansando. O autocuidado é uma parte importante da reconexão consigo mesmo.

4. Desafie os pensamentos negativos. Queremos ter cuidado com as maneiras como pensamos e falamos sobre nós mesmos. Quando tiver pensamentos indutores de vergonha, tente procurar novas maneiras de entender sua experiência. Por exemplo, você pode dizer: "Embora eu não tenha tido um relacionamento amoroso, acredito que mereço ser amado".
5. Ajude a melhorar sua comunidade. Às vezes lutamos com sentimentos de falta de propósito. Podemos dar sentido à vida através do impacto que causamos no mundo que nos rodeia. De acordo com o nível de depressão, o envolvimento neste trabalho pode variar. Considere como você pode apoiar questões que são importantes — por exemplo, o meio ambiente, o antirracismo, o engajamento dos jovens ou a equidade de gênero. Reconhecer o que você se importa pode ajudá-lo a combater a depressão e aumentar sua conscientização sobre os problemas que lhe inspiram.

Outro sinal de desconexão emocional é a ansiedade e a insegurança. O medo pode ser o gatilho que o levou a se estender demais ou fez com que você estivesse excessivamente focado no que estava acontecendo ao seu redor, a fim de se sentir seguro. O medo profundo pode se manifestar como dificuldade para dormir, dores de cabeça, tremores, dificuldade de concentração, inquietação, sudorese, fadiga, cautela e pensamento excessivo. Quando você está frequentemente em pânico, pode ser difícil voltar para si mesmo.

Uma atividade para se ancorar concentra sua atenção nos cinco sentidos e pode ajudá-lo a se ver como uma base segura. Quando entrar em pânico, respire intencionalmente e se torne consciente de si mesmo e do seu entorno, para que você possa se controlar e acalmar. Vamos praticar agora se isso parecer certo para você. Olhe para a área ao seu redor e tome nota de três coisas que vê.

Em seguida, comece a prestar atenção a todos os sons que você ouve: um relógio, ar-condicionado, música ou uma televisão ao fundo, a voz de outra pessoa ou o som de sua respiração. Observe se há algo que você possa sentir.

Você pode ter mascado chiclete, bebido chá ou comido algo. Respire a limpeza e observe os aromas ao seu redor. Você pode sentir o cheiro de comida cozida, produto de limpeza, loção, perfume ou algo desagradável. Enfim, torne-se consciente do que você sente em sua pele. Você pode sentir suas roupas descansando em seu corpo, ou pode sentir a cadeira sob você ou o chão sob seus pés. Sintonize-se com o momento presente em vez de escapar para as mídias sociais ou se afogar no pânico. Muitas vezes, arrependimentos e preocupações nos sobrecarregam e nos mantêm desconectados de nós mesmos. Em vez de ser sobrecarregado e ativado por pensamentos do passado ou do futuro, você pode tomar a decisão radical de ocupar este momento presente *plenamente*.

Além de se acalmar através de seus sentidos, outras atividades podem ajudá-lo quando você está ansioso ou enfrentando estresse em sua jornada de reencontro. Tire um tempo para se sentar e respirar para reduzir sua ansiedade. Outras atividades calmantes que podem ajudá-lo a se reconectar consigo mesmo incluem tentar aromaterapia, cantarolar ou ouvir música, passar tempo com pessoas que são uma presença calmante (corregulação), ler textos sagrados ou livros de autoajuda como este, beber água ou colocar um pano frio em seu rosto, desfrutar de automassagem e estabelecer limites para que você gaste menos tempo com pessoas ou atividades que contribuem para o seu estresse.

O perfeccionismo é também um sinal de desconexão de nosso eu autêntico. Quando lutamos com o perfeccionismo, priorizamos nosso desempenho e produtividade à negligência de nossa vida interior e, às vezes, de nosso corpo físico também. Em vez de sentir e saber que somos suficientes, mesmo quando ainda estamos parados, podemos sentir a necessidade de estar ocupados para compensar a vergonha e a insegurança. O perfeccionismo pode emergir de um desejo de provar que as pessoas estão erradas depois que elas nos maltrataram, abusaram, intimidaram ou ridicularizaram. Ainda pode resultar de uma paternidade severa, coaching e ensino que elogiam a perfeição e a competitividade. Alguns de nós foram treinados a acreditar que o amor, a atenção, o respeito ou o cuidado eram condicionais, com base em nosso desempenho. O perfeccionismo também pode emergir da necessidade de ser independente muito cedo, porque nossos pais podem ter enfrentado problemas financeiros, físicos ou emocionais. Além disso, o perfeccionismo pode resultar do crescimento em um ambiente onde qualquer momento de fraqueza ou vulnerabilidade pode ameaçar nossa sensação de segurança, por isso tivemos que estar vigilantes em todos os momentos.

Voltar à casa interior exigirá dar-se graça. Na meditação mindfulness, há um princípio chamado mente de iniciante, que descreve uma abertura para aprender e crescer, adotando uma curiosidade sobre o mundo dentro e ao seu redor, em vez de sentir a necessidade de saber tudo. Nas escrituras cristãs, há um ensinamento que diz que, para entrar no reino espiritual de Deus, é preciso ter a humildade de uma criança. Em essência, a lição para nós é parar de lutar e abrir caminho para o status, a autojustificação ou um frágil senso de autoimportância baseado em marcação. Quer chamemos isso de mente de iniciante ou humildade infantil, voltar a casa envolve nos libertarmos da pressão do perfeccionismo.

Com o regresso a casa, você perceberá que é suficiente. Você é digno. Você pode descansar na verdade disso e abraçar a jornada de aprendizado. Nenhum roteiro ou figurino é necessário aqui. Você pode aparecer para esta jornada com suas dúvidas, frustrações, lágrimas, cicatrizes, imperfeições e sua admiração. Esta jornada é para você. Sem pressão. Você não precisa correr pelas páginas deste livro. Leia, reflita e respire. Encontre as partes que falam com você e permita-se ouvir com novos ouvidos e considerar novas maneiras de se apresentar para si mesmo.

DEVER DE CASA

Para a lição de casa deste capítulo, encorajo-o a intencionalmente reservar um tempo para refletir e talvez até compartilhar seus sentimentos. Considere como você está se sentindo neste momento, nesta estação de sua vida. A resposta pode ser em camadas e complicada. Convido-os a ter em mente as complicações e contradições. Você pode se sentir de uma maneira sobre sua vida relacional e de uma maneira diferente sobre sua situação financeira. Você pode se sentir de uma maneira sobre sua espiritualidade atual ou fé religiosa, mas se sentir de uma maneira diferente sobre o estado de sua saúde física e bem-estar. Tente não cair na armadilha de permitir que uma emoção silencie as outras. Para começar a se comunicar e regular suas emoções, considere escrever um diário sobre elas ou compartilhá-las com alguém que pergunte como você está se sentindo. Como será dizer-lhes a verdade, independentemente de sua resposta? Considere compartilhar simplesmente por uma questão de falar a verdade, para que seus sentimentos não dependam de uma resposta específica. Pode haver libertação em falar a verdade, mesmo para nós mesmos.

Convido sua alma a dizer ao seu interior, sua mente, seu corpo e espírito: "Bem-vindo ao lar".

CAPÍTULO TRÊS
SINAIS EXTERNOS DE DESCONEXÃO

Há cerca de vinte anos, quando obtive meu doutorado em psicologia, notei um padrão preocupante dentro de mim mesma. Eu estava trabalhando com sobreviventes de trauma, que é a minha área de especialização, estava no comando do meu calendário de compromissos. Eu me vi agendando clientes o dia todo sem intervalo. No começo, eu tinha uma hora para almoçar, mas inevitavelmente, se recebesse um pedido para uma consulta, eu agendaria a pessoa durante o meu intervalo. Eu me convencia de que era o melhor dizendo: "O que é mais importante? Um sanduíche ou a cura de alguém? Um pedaço de pizza ou alguém recebendo alívio?" É claro que, ao enquadrá-lo dessa maneira, eu pulava a refeição e encontrava a pessoa. Certo dia, estava atendendo um cliente e conversando com ele a respeito da importância de cuidar de si mesmo. Enquanto oferecia esta mensagem profunda, notei o meu estômago reclamar. Que contradição! Eu precisei ter uma conversa comigo mesma e decidir que tipo de psicóloga gostaria de ser. Eu almejava ser hipócrita e conversar com as pessoas sobre se valorizar enquanto simultaneamente me desvalorizava? Eu não queria apenas falar sobre bem-estar, mas vivê-lo. Eu tive que voltar para minha casa interior. Comecei a fazer isso protegendo meu tempo, minha saúde e meus cuidados. Para mim, voltar para casa às vezes requer dizer não a um cliente para que eu possa dizer sim para me nutrir. Poder sair para uma caminhada ou dançar no meio do dia. Às vezes, fazer uma pausa nas sessões para ligar para um amigo, alongar-se, tomar uma xícara de chá ou meditar. Voltar para minha casa interior é uma decisão diária e um compromisso baseado na alma. A autenticidade é contagiosa, de modo que, ao me ancorar na vida autêntica, ilumino o caminho para os outros que encontro na jornada para casa.

Neste capítulo, descreverei algumas experiências que podem ter feito com que você se perdesse de vista. Em seguida, explorarei alguns dos sinais externos que podem indicar a necessidade dessa jornada de volta para casa. Enquanto o capítulo anterior se concentrou em sinais internos, ou seja, emoções, este capítulo se concentrará em sinais externos: comportamentos, ações ou, em alguns casos, sem ação. Às vezes dizemos que estamos confortáveis e conectados com nós mesmos, mas nossas ações revelam uma realidade diferente. Os sinais externos podem incluir, mas não são limitados ao vício, à alimentação emocional, permanência em situações sem saída, acomodação, aos relacionamentos insalubres e à autossabotagem. Ao ler, convido-os a refletir sobre sua jornada e as maneiras pelas quais suas ações podem estar revelando um anseio por retornar à casa ou uma desconexão de si mesmo.

A ESTRUTURA:
CIRCUNSTÂNCIAS ANTECEDENTES AS SUAS AÇÕES

Muitas vezes carregamos muita vergonha e/ou culpa sobre as ações que tomamos em diferentes momentos de nossa vida. Nós nos envolvemos em alguns comportamentos que preferimos não transmitir ou divulgar. Se você se viu agindo de maneiras destrutivas, conflituosas ou insalubres, aspectos de sua história podem, em geral, ajudá-lo a entender como chegou a esse padrão. Estresse, trauma e perda podem ter feito você perder a visão de si mesmo. Além disso, decepção ou traição podem ter atrapalhado a jornada de sua vida. Para alguns, a rejeição por outros levou à rejeição de si mesmo. As barreiras sociais para nos reconectarmos com nós mesmos incluem pobreza e discriminação, que podem ser fontes de estresse e trauma que nos fazem encolher e nos preparar para o pior. Ser a única pessoa de sua experiência demográfica ou de vida pode ser estressante e desmoralizante. Você pode enfrentar estigma, estereótipos, barreiras, ódio, ser evitado e até mesmo ataques profissionais ou pessoais que o deixam duvidando de suas habilidades e se sentindo como uma fraude — síndrome do impostor — e, assim, bloqueá-lo de certas oportunidades de promoção, além dos bloqueios colocados em prática pela opressão sistêmica. Como resultado, você pode ter se enterrado em seu trabalho, gasto muita energia tentando provar que os outros estão errados ou sido consumido pela vergonha, raiva ou depressão. Viver e trabalhar em lugares com opressão generalizada pode exigir tal vigilância que você negligencia suas necessidades e seus cuidados. Ademais, pode ter havido momentos em que você saiu das sombras e arriscou aparecer apenas para enfrentar decepção, rejeição e portas fechadas. Essas experiências dolorosas podem nos afastar dos outros e até mesmo de nós mesmos. Analisaremos melhor os sinais que nos dizem para nos virar e ir direto para nossa casa interior.

ESTAR SEMPRE OCUPADO: A ROTINA DA VIDA

Beverly é uma mãe enlutada cuja filha adulta morreu há um ano. Beverly abordou seu luto com a mesma estratégia que usou quando sofreu abuso sexual na infância e assédio sexual: Ela se manteve ocupada. Beverly é bem-sucedida em sua carreira, mas mal remunerada. Ela é membro de muitas comunidades e organizações religiosas; ainda é a fundadora e líder de uma organização sem fins lucrativos. A Covid-19 foi devastadora para Beverly, embora ninguém que conhecia tivesse morrido por causa da doença, e ela ainda mantivesse seu trabalho. Foi devastador porque, pela primeira vez em sua vida, ela teve que ficar quieta. A Covid-19 empurrou Beverly para sua própria jornada de volta para sua casa interior. Na quietude obrigatória, sua dor explodiu — tanto em relação à sua filha quanto para o seu eu mais jovem. Na quietude, ela encontrou as partes de seu coração partido.

Voltar para sua casa interior requer desaceleração. Muitas vezes confundimos estar ocupado com ser curado, mas ocupado não é o mesmo que curado. Você pode ter recebido a mensagem que se sobrecarregar de coisas significa bastante e que assim você vale muito. Desta forma, a produtividade se torna uma medida do valor de uma pessoa. Quando a insegurança e o medo são as forças motrizes por trás de nossas ações, ou quando compramos noções capitalistas de autoestima, podemos facilmente preencher nossos dias com atividade, permanecendo desconectados de nós mesmos. O dom de regressar a casa interior é ter uma consideração positiva pela sua presença, seu bem-estar, sua vida. Você não tem nada a provar a si mesmo. Pode respirar. Pode escolher a quietude sagrada. Pode descansar. Até mesmo, pode parar de ser controlado pelo impulso da cultura tóxica e das feridas internas não cicatrizadas. É capaz de interromper a correria constante e a agitação do trabalho inútil - esforços frenéticos e sem propósito para provar que é digno. Você começa a sentir no seu íntimo que é suficiente, e mesmo quando não acredita plenamente nisso, você ainda se dá tempo para respirar, para ser, curar, sentir e voltar para casa.

Esta mensagem é bem relevante se você já enfrentou discriminação — por exemplo, se você é do Oriente Médio, judeu, trans, depauperado, sem registro, negro, indígena ou pouco representado de alguma forma. Se você tem uma dessas identidades, as pessoas lhe disseram que a chave para desmantelar a opressão é se apoiar, fazer mais, aparecer e ser maior. É problemático desviar o foco da derrubada de sistemas de opressão e, em vez disso, colocar o fardo nas pessoas oprimidas para se esforçarem mais. Os negros foram informados desde o início de sua chegada forçada aos Estados Unidos que seu valor era baseado em sua capacidade de trabalhar e produzir para a edificação e o consumo de outras pessoas, ao mesmo tempo em que negavam a sua própria humanidade. Uma vez mais, ao invés de desmantelar o racismo, os negros e indígenas e outras pessoas de cor aprendem a se esforçar para ser duas vezes melhor, a trabalhar duas vezes mais pesado e a provar aos outros que são dignos de respeito, humanidade e um salário digno. Sobreviventes de outras formas de trauma ainda recebem a mensagem de que precisam ganhar a aprovação das próprias pessoas que não estão comprometidas em reconhecê-los. Reencontrar-se é rejeitar a pressão do autoapagamento e da ocupação perpétua. Você pode dizer a si mesmo a verdade: a hiperocupação não trouxe cura ou alívio, apenas distração e elogios superficiais. Você deseja algo muito mais profundo e gratificante do que uma nova posição e mais libertador do que o favor temporário da opinião pública.

A hiperocupação também pode aparecer como perfeccionismo. Quando você se desconecta de si mesmo, nada do que faz é suficiente para trazer realização, paz ou autoaprovação. Ser ignorado de forma constante, negligenciado ou rejeitado pode tê-lo treinado para permanecer no caminho de se esforçar para ser algo que você não é. Com o perfeccionismo, você se torna muito duro consigo mesmo e raramente, ou nunca, celebra seus sucessos. Regressar para sua casa interior é escolher o ato radical de quietude. Às vezes me refiro a isso como acalmar seu espírito. Isso é chegar a um lugar de paz interior que silencia a ansiedade, que constantemente exige sua atenção. Estabelecer meu espírito é mais profundo do que escolher a meditação ou a quietude como uma obrigação, nova tendência, ferramenta ou até mesmo um distintivo de honra. Estabelecer meu espírito é, em minha essência, desligar a comparação e a competição e me lembrar de que sou suficiente assim como sou.

DISTRAÇÃO DISFUNCIONAL

Alo é um nativo de meia-idade, com educação universitária e casado, pai de três filhos, e uma das poucas pessoas de cor em seu trabalho. Supervisores e colegas brancos o excluíram socialmente e passaram por cima dele em várias promoções. Seus supervisores têm quase sempre lhe dado as tarefas e responsabilidades de alguém acima de sua patente, mas eles se recusaram a dar-lhe o título ou aumento salarial. O estresse do racismo no trabalho, incluindo microagressões de colegas fazendo "piadas" ofensivas sobre sua cultura, deixou Alo frustrado e deprimido. Nos últimos anos, ele focou a comida como forma de conforto e distração e, como resultado, ganhou 80 quilos e agora tem vários desafios de saúde. Ao lamentar as oportunidades retidas de avanço, Alo se tornou silencioso e irritadiço no trabalho e em casa. Ele se desconectou de si mesmo e dos outros; Alo está necessitado de um regresso a casa interior e de um local de trabalho equitativo.

Passar grande parte do nosso tempo em espaços tóxicos, disfuncionais e drenantes pode contribuir para a desconexão e a falta de moradia emocional. Se você já passou meses ou anos de sua vida em um relacionamento insalubre, vida doméstica ou local de trabalho tóxico, se lembrará das maneiras pelas quais esse espaço o tirou de si mesmo. De certa forma, para sobreviver a esses locais, temos que nos desconectar ou recuar dentro de nós mesmos, não deixando que aqueles ao nosso redor realmente nos vejam, pois não é seguro nos revelarmos nesses lugares. Existem três tipos principais de enfrentamento cada um, com moderação, pode ser útil. O enfrentamento com foco na emoção envolve se comprometer em atividades que ajudam a acalmar nosso coração, como conversar com um amigo ou fazer um diário. O enfrentamento de resolução de problemas envolve fazer algo sobre o problema para resolvê-lo. Por fim, há o enfrentamento da distração. Para aqueles que estão ansiosos ou tendem a pensar demais nos problemas, a distração com moderação pode ser útil para que você não fique sobrecarregado. No entanto, quase sempre nos distraímos ou nos entorpecemos a ponto de nos abandonarmos de fato.

Convido-o a considerar as maneiras pelas quais você procurou se desconectar que trouxeram um nível de disfunção para sua vida. Entorpecer-se para a vida é uma indicação de falta de moradia emocional. Alguns de nós buscam escapar através do sono constante, mas mesmo quando acordamos, os problemas e a mágoa ainda são pretensos, e essa realidade nos faz sentir exaustos mesmo depois de dormir uma noite inteira. Como Alo, alguns de nós se medicam com descontrole alimentar. Outros buscam escapar através da intimidade sexual, sempre fugindo de nós mesmos na presença do outro. Porém, se formos honestos, há um nível de paz que desejamos que não pode ser alcançado através de inúmeras sobremesas ou orgasmos. Você pode reconhecer que comeu refeições deliciosas que não o trouxeram para sua casa interior? Você pode reconhecer que experimentou prazer físico que deixou uma parte sua ainda insatisfeita?

Em vez de se envolver em comer descontroladamente quando seu corpo não tem fome de verdade, você pode querer começar a se perguntar: "Do que eu sinto fome de fato?" Em seguida, examine e explore maneiras pelas quais você pode lidar com a verdadeira fome, necessidade ou o ponto de insatisfação. O desejo mais profundo é muitas vezes no nível do coração, da mente ou do espírito, mas nós fechamos a mensagem nos entupindo. Silenciamos a nossa dor, raiva, nosso desespero e nossa solidão e nos entupimos com comida, álcool ou outras substâncias. Nossas distrações nos dão a ilusão da realização, mas isso não perdura. Quando libero o peso do auto silenciamento e me liberto para sentir, expressar e atender aos meus sentimentos, muitas vezes não preciso me entupir. Nosso eu interior está nos chamando para criar uma vida da qual não precisamos escapar ou entorpecer. Para acabar com a distração, começaremos a prestar atenção às partes negligenciadas de nós mesmos — nossas feridas, nossos sonhos, medos, nosso estresse e nossas esperanças. Considere as partes de si mesmo que estão ansiando por ativação para que você possa estar presente em sua vida. Deixe-me ser bem clara: a questão é o descontrole alimentar como uma forma de evitar ou entorpecer a nós mesmos. Isso não deve de forma alguma ser usado para justificar a vergonha da gordura ou o tamanhismo[1].

Muitas vezes, justificamos o entorpecimento dizendo: "Eu só quero me recompensar ou me dar um mimo". Assim que retorno a minha casa interior, começo a dizer a verdade em relação ao veneno que chamei de guloseima. Os hábitos tóxicos e até mesmo os relacionamentos aos quais me voltei eram, na verdade, destrutivos e desonraram a mim mesmo. Ao voltar para casa, retiro as viseiras, e essa maior consciência me permite tomar decisões mais honestas para criar uma vida abundante e gratificante.

Não só podemos procurar escapar com sono, comida, bebida, drogas e sexo, mas ainda podemos focar as compras, monitorar a vida das celebridades e até mesmo fofocar sobre outras pessoas. Uma técnica de distração que muitos de nós não conhecemos é a criação do drama. Alguns de nós nos tornamos especialistas em perseguir e criar drama, porque se tem muita coisa acontecendo lá fora, não tenho que confrontar o que está acontecendo aqui, dentro de mim. Muitos de nós mantêm um argumento porque a confusão e o conflito nos são familiares — isso pode ter sido parte de nossa educação. Podemos erroneamente acreditar que a paz é chata, falsa ou uma indicação de que as pessoas não se importam conosco. Se estou em paz com o drama e desconfortável com a solidão, é muito provável que eu esteja desconectado de mim mesmo. Se estou no modo guerreiro, lutando contra os outros o tempo

---

[1] **N. do T.:** *Tamanhismo* é a discriminação por questão de altura ou peso de uma pessoa.

todo, com certeza estou sentindo falta do meu senso de lar. Estou inquieto e preciso de tudo ao meu redor para refletir meu estado de espírito.

Quer nos mediquemos com vodca ou bolo de chocolate, quer nos distraiamos julgando os outros ou permanecendo quase sempre ocupados, a realidade é que estamos nos afastando cada vez mais de nós mesmos. Todos nós temos coisas as quais nos voltamos que não nos edificam ou realmente nos curam. O desvio espiritual — o apego à nossa identidade como seres espirituais a ponto de negar nossa condição humana, mágoas ou desafios — é outra forma de distanciamento e distração. Se eu não suporto olhar para a minha vida e minhas circunstâncias, mas, em vez disso, me esconder em slogans espirituais, eu também não estou em minha casa interior. Quer eu tenha nomeado sua estratégia ou não, espero que você tenha pensado em como se abandonou, para que possa, em vez disso, tomar a decisão de aparecer para si mesmo na verdade e na compaixão.

RELACIONAMENTOS NOCIVOS

Emily, uma jovem judia, estava trabalhando em seu primeiro emprego em tempo integral quando começou a namorar Lewis, um de seus colegas de trabalho. Este foi seu primeiro relacionamento "adulto", e ela estava animada com isso. No início, Emily pensou que a possessividade e o ciúme de Lewis eram elogios e sinais positivos do quanto ele gostava dela. Com o tempo, suas constantes acusações de que ela estava flertando e/ou traindo, bem como as exigências de que ela usasse apenas roupas que ele havia selecionado, tornaram-se estressantes. Ela muitas vezes se viu chorando e implorando para ganhar a confiança dele. Lewis também começou a exigir atos sexuais com os quais Emily não se sentia confortável, e ele insultava seu corpo antes, durante e depois do sexo. Quando Emily teve uma crise e disse a Lewis que queria terminar o relacionamento, ele ameaçou se matar se ela rompesse. Essa ameaça foi reforçada quando ela conheceu seus pais e eles lhe disseram o quanto eles apreciavam ela estar com Lewis, porque ele estava muito deprimido antes de conhecê-la. Não muito depois de apresentá-la aos seus pais, os comportamentos abusivos de Lewis aumentaram, causando cicatrizes e contusões, que ela escondia. Emily começou a faltar ao trabalho, evitando familiares e amigos e se afundando em uma profunda depressão. Um dia, ela teve um vislumbre de si no espelho e não se reconheceu literalmente. Este foi o seu despertar. Ela precisava regressar à casa interior e sabia que precisaria de apoio para escapar desse relacionamento abusivo.

Outra indicação de falta de moradia ou desconexão de si mesmo é estar em relacionamentos que o desonram. Se o abuso que você experimentou foi emocional, verbal, sexual ou físico, deve reconhecer que estar nesse relacionamento tornou impossível para você estar em sua casa interior, em seu eu autentico, porque você não foi afirmado, apreciado, respeitado ou cuidado. Quando buscou o afeto daqueles que o humilharam, rejeitaram ou ignoraram, você teve que negligenciar a si mesmo, em graus variados, pois essa outra pessoa também o negligenciou. Você pode ter tentado fazer o relacionamento funcionar por medo, tédio, solidão, insegurança, amor ou esperança de que o outro melhorasse, mas estar em um relacionamento doentio pesa sobre sua mente, seu coração, corpo e espírito. Quando o medo o mantém em um lugar destruidor do seu bem-estar, muitas vezes você tem que se desconectar emocionalmente.

Quanto maior o tempo que você estiver no relacionamento, mais se desconectará do seu coração e talvez até do seu corpo. A desconexão ou o desapego como uma estratégia de sobrevivência pode parecer um superpoder, e pode ter permitido que você sobrevivesse aos dias, meses ou até aos anos. No entanto, quanto mais você é desonrado, humilhado, ignorado ou abusado, maior a desconexão necessária. Os maus-tratos, em geral, aumentam com o tempo, então o que pode ter começado como ofensas menores pode escalar para grandes ataques à sua psique. Quando nos ajustamos à disfunção, incluindo relacionamentos disfuncionais, o custo é alto. Acabamos pagando com nossos próprios seres, a essência de quem somos.

É certo que as decisões de permanecer não são unilaterais — as realidades de violência, ameaças, manipulação, pressões sociais e falta de recursos podem criar barreiras para escapar. Alguns de nós ficam por causa da insegurança, da familiaridade com os maus-tratos, ou mesmo dos momentos de bondade que ocasionalmente ocorriam no relacionamento. Não obstante dos fatores internos e externos que nos mantiveram nesses relacionamentos desgastantes, podemos reconhecer que houve um custo — na forma de depressão, ansiedade, estresse pós-traumático e abandono de si mesmo. Consideremos as vezes em que abandonamos a nós mesmos em busca de aprovação, validação, amor, atenção ou provisão de outro. Quando lhe disserem que aspectos de si mesmo são inaceitáveis ou não amáveis, você pode tentar se remodelar à semelhança dos ideais de outra pessoa. Lidar com pessoas manipuladoras pode levar a silenciar nossa voz na esperança de ganhar ou manter o que nos é apresentado como amor. Às vezes, nos apaixonamos pelo potencial de alguém em vez de quem a pessoa realmente é. O amor autêntico requer que as pessoas tenham a liberdade se apresentarem com seus "eus" autênticos. O verdadeiro amor está enraizado na verdade, a verdade é a chave para a jornada de se reencontrar.

Tenho esperança de que você tenha a clareza, confiança, segurança, os recursos e o apoio para nunca mais ficar preso a um relacionamento que mina o seu valor, drena seu espírito ou exige que você se abandone. Encorajo-os, daqui em diante, a prestar atenção a como se sentem na presença daqueles que afirmam se preocupar com você. Você se sente confortável ou desconfortável, estressado ou à vontade, encorajado ou desanimado, tenso ou livre, como se estivesse andando sobre cascas de ovos ou dançando livremente? Nossa mente às vezes pode nos convencer a ignorar ou minimizar nossas preocupações, por isso é importante entrar em sintonia com seu coração, corpo e espírito. Viver com uma consciência de si mesmo pode liberá-lo a dizer a verdade para si, mesmo quando a verdade é sobre sua necessidade de liberar ou escapar de relacionamentos doentios. Podemos começar este processo com compaixão por nós mesmos. Estar em um relacionamento doentio é drenar e destruir nossa autoconfiança.

Convido-o a considerar que podem ser dignos de algo que nunca receberam ou experimentaram. Mesmo que você nunca tenha sido amado por quem é ou sem a contaminação do medo, eu o convido a considerar que você é digno disso. É digno de segurança, respeito, verdade e amor autêntico e ao considerar isso, você pode começar dando essas coisas a si mesmo. À medida que curamos as feridas que podem ter nos levado a duvidar de nós mesmos, começamos a andar (ou fugir) para longe de espaços e pessoas que mantêm nossa voz, nosso corpo, coração, nossa mente, nossos sonhos ou nossa segurança como reféns. A verdade é que a forma como se é tratado não é um reflexo do seu valor ou sua identidade. Pode acreditar, sem motivo, ou porque lhe disseram que se você merecesse melhor, seria tratado melhor, mas isso não é verdade. Desvalorizar e humilhar outra pessoa diz respeito a um problema com o abusador, não com o abusado.

Você pode ter permanecido no relacionamento devido à pressão religiosa. Convido-os a reexaminar sua fé ou suas crenças espirituais e explorá-las em termos de seu bem-estar e libertação. Muitas vezes, somos ensinados a nos apagar a serviço dos outros. A realidade é que você é um ser sagrado, e o fundamento da maioria das tradições de fé é o amor. Não se trata de um mundo em que todos os outros sentem amor enquanto você se sente profanado e desmantelado — que a fé libertadora deve ser aplicada a você também. Procure as maneiras pelas quais o amor brilha de volta em sua direção, não apenas em sua capacidade de amar aqueles que procuram destruir seu espírito.

Alguns de nós permanecem em um relacionamento doentio não por causa da insegurança, mas da confiança. Você acreditava que poderia mudá-los. Acreditava que seu amor seria o suficiente. Acreditava que sua lealdade seria recompensada.

Sua fé e seu esforço podem ser fortes o suficiente para fazê-lo tratar-se corretamente. Porém, hoje você pode abrir espaço para o amor autêntico, um relacionamento e uma parceria, em vez de um projeto ou uma missão de resgate. Convido-o a considerar o fato de que, às vezes, o sucesso está se afastando das pessoas que estão destruindo você. Afastar-se dos maus-tratos não é um fracasso; é uma vitória. Isso significa que você está caminhando na fé em direção ao que ainda não pode ver, mas o que você acredita ser importante. Afastar-se dos maus-tratos significa caminhar em direção ao bem-estar, à reciprocidade, ao respeito, à liberdade, à esperança e, sim, ao amor. Escapar de relacionamentos doentios significa caminhar de volta para si mesmo. Você pode dizer a si mesmo a verdade, que houve momentos em que teve metas para os outros que eles não tinham para si mesmos, que você queria que eles fossem diferentes de quem com frequência escolheram ser? Então, hoje, voltar para a sua casa interior é escolher ver quem é, não apenas o que queremos, e viver a partir de um lugar de verdade.

No campo da psicologia social, existe um conceito chamado *custo irrecuperável*, o que significa que quanto mais tempo, esforço e recursos você coloca em algo ou alguém, mais difícil é se afastar ou liberá-lo. Alguns de nós permanecem em relacionamentos doentios porque parece tarde demais para recomeçar. Você pode sentir que já se doou tanto nisso, logo você pode muito bem colocá-lo para fora. Convido-os a considerar não só o que já sacrificaste no passado, mas também o que queres para o futuro. Convido-os a considerar não apenas o que vocês podem tolerar ou suportar, mas o que podem desfrutar e abraçar. Reencontrar-se é pegar uma caneta e escrever seu próximo capítulo.

Eu não ignoro o fato de que alguns de vocês permanecem em um relacionamento abusivo por medo do abusador. Pesquisadores descobriram que a violência geralmente aumenta quando a pessoa abusada tenta sair. Para você, a questão pode não ser a respeito do que você quer, mas o que é seguro. Encorajo-o a entrar em contato com agências em sua área para ajudá-lo a explorar e criar um plano de segurança, incluindo a possibilidade de fuga. Enquanto isso, por favor, lembre-se de que você é mais do que o que seu agressor diz sobre você, e merece mais do que abuso e manipulação.

Aqueles que permanecem em relacionamentos doentios devido ao medo da solidão podem se apegar a migalhas por medo de que não haja um banquete esperando em outro lugar. A verdade é que muitas pessoas estão em relacionamentos e ainda estão solitárias, insatisfeitas e até mesmo não amadas. Não posso garantir que você encontrará alguém no futuro, mas posso convidá-lo a considerar se o caminho em que você está é um terreno gratificante, amoroso e nutritivo para o seu crescimento e bem-estar.

PESSOAS AGRADÁVEIS

Asad, um jovem americano do Oriente Médio, é especialista em fazer as pessoas felizes. A maioria o chamaria de carismático. Ele foi criado por pais muito críticos que raramente lhe davam suporte.. Quando criança, Asad estudou seus pais para descobrir o que os interessava, porque ele descobriu que, ao falar sobre tais coisas, eles lhe davam tempo, atenção e um senso de respeito. Ele aplicou essa habilidade a seus professores também e bem rápido se tornou o favorito na escola. Asad elogia livremente, enquanto ele, em silêncio, anseia por algumas palavras de bondade, mas mesmo quando essas palavras vêm, elas nunca são suficientes. A insegurança de Asad criou um vazio que parece impreenchível. Ele se tornou um adulto encantador em ambientes de trabalho e encontros, e popular entre seus amigos. No entanto, o que a maioria das pessoas não percebe é que, sob os sorrisos, Asad está exausto, inseguro e muito solitário. Ele conhece poucas pessoas, mas sente que ninguém o conhece de verdade. Ele trouxe felicidade a muitas pessoas, mas a realização sempre lhe escapou. Asad anseia por retornar a sua casa interior.

Outro sinal de desconexão ou abandono de si mesmo é ser extremamente agradável. Se você sempre atende às necessidades dos outros e negligencia às suas próprias, sua alma provavelmente está ansiando por um retorno à casa interior. Se você vivenciou abusos ou teve um pai vivendo com vício, as pessoas podem ter se tornado agradáveis como uma estratégia de sobrevivência. Precisou aprender a antecipar as necessidades e os desejos de outra pessoa como forma de se proteger do mal. Você pode ter sido criado pisando em ovos na presença de pessoas que eram tão egocêntricas, que havia pouco espaço para sua voz, suas necessidades ou seus sentimentos. Como resultado, você pode usar o modo de agradar as pessoas sem qualquer consciência ou intenção ativa. Você pode até viver nesse espaço psicológico de se ajustar e se contorcer com frequência para agradar aos outros, mesmo quando isso o machuca. Negligenciar seu jardim quando você cuida de todos os outros pode resultar em uma traição de sua saúde mental, seus sonhos e seus objetivos.

É fácil ignorar o fato de que agradar as pessoas é um problema, porque o autoapagamento é muitas vezes recompensado. Os empregadores gostam do trabalhador abnegado. Líderes religiosos e espirituais advertem contra o egoísmo. Os pais que dão tudo de si por seus filhos são apresentados como modelo. Parceiros que sacrificam seus sonhos pelos do outro são considerados ideais. Voluntários e doadores que destinam todo o seu tempo, seus recursos e sua energia a serviço dos outros são honrados e celebrados. De fato, cada um desses atos pode ser nobre até certo ponto. Mas eu gostaria de chamar sua atenção neste momento não para o que você dá aos outros, mas para como você cuida de si mesmo. Convido-o, ainda, a refletir a respeito da motivação do seu sacrifício. É realmente uma escolha, ou você sente que deve se apagar sempre para ser uma boa pessoa? Além disso, o convido a considerar como se sente quando agrada aos outros em comparação com quando não o faz. Você fica insatisfeito ou indignado quando sai do seu caminho para fazer alguém feliz? Se eles não estão satisfeitos, isso significa que você não é uma boa pessoa?

Generosidade, compaixão e, às vezes, sacrifício são aspectos importantes de nossa humanidade. No entanto, convido-o a considerar a razão e o custo de doar-se sempre para os outros sem nunca receber algo em troca. Ao retornar para sua casa interior, você é capaz de se doar seletivamente a partir de um lugar de autenticidade, não de vazio emocional em busca de aprovação. Como Asa, você deseja que as pessoas saibam mais de você, em vez de apenas apreciar o serviço ou o cuidado que lhes fornece. Você deseja ser visto como mais do que um roteiro ou papel, mas para ser conhecido tão somente por quem você é de verdade. Você é um ser inteiro, muito mais do que o eco do ego de outra pessoa. Você merece espaço para sentir, pensar, discordar, reimaginar e criar. Quando você ocupa espaço e sai das sombras das agendas de outras pessoas para sua vida, se dá permissão para decepcionar os outros, para desagradar os outros. Quando as pessoas o colocam em uma caixa estreita, você deve escolher se quer ficar nela para agradá-las ou apenas sair.

QUESTÕES DE CONTROLE

Muitas vezes é mais fácil perceber os problemas de controle de outras pessoas do que os nossos. Você pode se perguntar por que algumas amizades ou certos relacionamentos terminaram, ou por que as pessoas evitam ou não respondem você. As questões de controle podem ser baseadas no medo ou no direito. Se você sofreu negligência ou abuso, pode temer momentos em que não está no controle, porque no passado, sua falta de controle resultou em algumas experiências dolorosas. Outros também podem ter culpado você pelos maus-tratos. Como resultado, você pode tentar controlar tudo e todos ao seu redor. Pode não ter confiança ou fé nas habilidades dos outros ou na tomada de decisões, e isso sabota seus relacionamentos. Pode criar um ciclo vicioso em que suas formas controladoras fazem com que as pessoas se desconectem de você, o que desencadeia seu medo de abandono e o leva a comportamentos ainda mais controladores.

Em psicologia, o termo *criança parentada* refere-se a crianças que são biológicas ou emocionalmente as mais velhas e que são convidadas direta ou indiretamente a cuidar dos pais e das responsabilidades domésticas. Você pode ter sido confidente, protetor, provedor ou sistema de apoio de seus pais. Você pode ter sido responsável por criar seus irmãos. Quando você cresce com responsabilidades adultas em seus ombros, isso pode criar uma necessidade de controle. Tudo estava em você, então agora, como adulto, você pode achar difícil deixar ir, confiar, se abrir ou permitir que os outros pensem e façam por si mesmos.

Se seus pais, parceiros ou chefes têm sido dominadores, abusivos ou controladores, você pode ter uma visão doentia de como as coisas supostamente deveriam ser. Na verdade, você pode nem mesmo reconhecer o comportamento deles como abusivo. Você pode acreditar que é assim que a boa paternidade, parceria ou liderança se apresentam às pessoas. Convido-o a considerar, então, como você e outras pessoas se sentiram quando estavam sob o controle dessa pessoa. Convido-o, ainda, a considerar a possibilidade de que o amor e o respeito possam florescer na ausência de abuso e controle. O amor e o respeito não se baseiam no medo, no silenciamento e na vergonha.

Algumas pessoas se sentem no direito de ter controle sobre as outras. Você pode ter sido ensinado com palavras ou ações que controlar os outros é seu direito como homem ou como uma pessoa rica, branca ou educada. Você pode não ver isso como controle, mas eu o convido a refletir sobre a maneira como pensa e trata os outros. Você pode simplesmente sentir que sabe o que é melhor para as pessoas. Suas crenças ou suposições estão muitas vezes enraizadas em estereótipos e mensagens opressivas que foram promovidas na educação, na mídia, em sua família e em círculos de pares, e até mesmo em comunidades religiosas. Essas mensagens podem aparecer em viés inconsciente e até mesmo viés consciente. Voltar para casa para uma vida autêntica é desafiar e até mesmo desmantelar as mentiras que lhe foram ensinadas, não apenas sobre si mesmo, mas também sobre os outros. O objetivo na volta para casa é a confiança, não a arrogância. Confiança é sobre sentir-se competente, capaz e compassivo. Em confiança, não tenho necessidade de pisar nos outros para me sentir positivo sobre mim mesmo. A arrogância, por outro lado, é a crença de que um é melhor, mais sábio e mais importante do que o outro. É a performance inchada que busca esconder a insegurança. Este é um falso regresso a casa. Um autêntico regresso a casa é libertador não só para nós, mas também para os outros. Qualquer libertação construída sobre a subjugação de outra pessoa não é verdadeiramente uma libertação.

Sei que alguns de nós tiveram de assumir muita responsabilidade porque outros não se intensificaram. Mas quero convidá-los a considerar as maneiras pelas quais vocês podem participar desse padrão. Se todos em sua família, trabalho, igreja e em outros lugares tentam persuadi-lo e você continua a fazê-lo, você perpetua o desequilíbrio. Convido-o a considerar dizer não, afastar-se de algumas coisas e ensinar outras pessoas a fazerem algumas dessas tarefas. Quando você pisa de volta, outros se intensificarão. Ou algumas coisas podem não ser feitas, e está tudo bem. Você precisa liberar controle, responsabilidades, obrigações e pressões para que tenha algum descanso, equilíbrio e alegria em sua vida.

AUTOSSABOTAGEM

Ericka, que é branca e não-binária, tem sonhos profissionais há anos, mas as portas da oportunidade não se abriram. Os atrasos criaram insegurança e ressentimento. Depois de uma longa jornada, Ericka finalmente teve a oportunidade de ser entrevistada para a posição de seus sonhos. Ericka chegou à entrevista tarde, foi hostil com o entrevistador e falou com muita negatividade a respeito da indústria. Ericka então chegou a uma sessão de terapia alguns dias depois em lágrimas, sem saber como o sonho havia se transformado em pesadelo.

O último sinal de que estamos precisando de nos reencontrarmos é a autossabotagem. Já é ruim o suficiente quando os outros bloqueiam nossos sonhos, nosso progresso e bem-estar, mas se formos honestos conosco, houve momentos em que ficamos em nosso próprio caminho. Podemos sabotar nossos sonhos, nossa saúde e nossos relacionamentos por várias razões. Alguns de nós fomos ensinados a nos desvalorizar, e internalizamos essas mensagens a ponto de termos dificuldade em reconhecer nossos dons verdadeiros, nossas habilidades ou nosso valor. Outros se sabotam por medo. Para evitar decepções ou fracassos, podemos nem tentar.

Convido-o a refletir sobre as maneiras pelas quais você pode ter contribuído ou mesmo orquestrado alguns de seus contratempos. Esta reflexão não se destina a envergonhá-lo, mas a libertá-lo com a verdade. A boa notícia é que, se você se sintonizou, também terá o poder de começar a viver mais plenamente. Embora não possa controlar tudo o que aconteceu com você, tem uma caneta na mão e pode escrever seu próximo capítulo. Escolha com cuidado os pensamentos, as crenças, palavras, intenções e ações que você escreve nesta nova página.

Não podemos apagar o que foi escrito no passado, mas podemos aprender com esses capítulos e virar a página enquanto escrevemos uma história de vida guiada pela autocompaixão e pela verdade.

Além do que, precisamos considerar as razões por trás da autossabotagem. Nós nos sabotamos em parte quando passamos a nos ver através dos olhos daqueles que nos humilharam. Quais são as mentiras que passou a acreditar sobre si mesmo? Quais são os muros emocionais e psicológicos criados pelas experiências dolorosas de sua vida? As mentiras, armaduras e paredes podem estar bloqueando você de receber amor, fazer amigos e manifestar seus sonhos. Reencontrar-se requer curar as feridas que o separam de si mesmo. Essa cura permitirá que as pessoas o conheçam, não apenas suas defesas. Mesmo que você ainda esteja se curando e construindo sua confiança, pode começar mudando seu comportamento. Torne-se consciente de suas ações e defina a intenção de alinhar suas ações com seu eu curado. A cada ação que afirma seu valor, você dá um passo mais próximo de sua casa interior.

DEVER DE CASA

Convido-o a fazer um acordo sagrado, uma aliança consigo mesmo de que não se abandonará à medida que avança na sua carreira, nas suas relações, na sua vida.

A lição de casa para este capítulo é um convite para elevar sua consciência através do monitoramento de si mesmo. Selecione um dos sinais externos que você observou em si mesmo e tome conhecimento de cada vez que fizer isso. Considere como se sente bem antes, durante e depois de se envolver no comportamento. Por exemplo, se você se encontra comendo quando não está com fome, bebendo mais do que se sente saudável, comprando itens que você não pode pagar, ou escolhendo gastar seu tempo de inatividade com pessoas que o levam para mais longe de si mesmo, reflita em sua mente ou seu diário sobre esses atos de desconexão. À medida que você aumenta sua consciência, abre o caminho para mais opções e possibilidades para a jornada de retorno à casa. Sua consciência oferece a oportunidade de escolher um novo caminho, que o leve de volta ao seu eu autêntico. Ver a si mesmo com mais clareza não é um convite à vergonha. É um convite para reconhecer onde está e como se quer viver.

Convido sua alma a dizer ao seu coração, à sua mente, ao seu corpo e espírito:

"Bem-vindo ao lar".

SEGUNDA PARTE
MALAS LEVES: O QUE LEVAR NA JORNADA PARA CASA

CAPÍTULO QUATRO
REPARENTAR-SE[1]

Muitos de nós estão desconectados de si mesmos porque algumas coisas não amadureceram em seu interior, e porque não foram totalmente nutridos, afirmados, preparados ou vistos quando crianças. Na fase adulta, no entanto, tendemos a reconhecer que nossos pais são imperfeitos e que fizeram o melhor que podiam, levando em conta capacidade, bem-estar, saúde mental, conhecimento e recursos. Em alguns casos, eles provavelmente amadureceram desde que nos criaram, mas o período da nossa infância se foi. *Reparentar-se* significa reconhecer o que você perdeu ou o que não lhe foi dado enquanto criança e começar a dar essas coisas a si mesmo agora.

Você pode sentir tristeza, raiva, decepção, confusão, frustração e até vergonha em relação às vezes em que seus pais não estiveram disponíveis. Você pode experimentar desespero porque sua mãe, seu pai ou outro cuidador não o capacitou, justificou ou lhe deu suporte. A realidade é que não podemos voltar fisicamente no tempo, mas podemos ter experiências corretivas, terapêuticas e transformadoras que nos permitirão curar e não mais conviver com a criança ferida. Pode reconhecer hoje que parte do que você carrega nasceu de feridas da infância? Você pode ter feridas causadas por negligência, falta de proteção, nutrição e educação. A ausência de seus pais ou o dano que eles causaram pode ser resultado de estresse econômico, vício, feridas próprias não resolvidas, doença mental não tratada ou de inúmeras outras causas. As feridas parentais podem moldar como você se vê, se trata e se apresenta em alguns lugares, e, também, as suas expectativas em relação aos outros.

---

1 N. do T.: *Reparenting Yourself*, no original, é um método de tratamento psicológico, que significa encontrar as necessidades de sua criança interior e realizar as responsabilidades sagradas para ser o pai ou a mãe que precisa. Desta vez, ouvindo as suas próprias necessidades, validando sua realidade e cultivando sua autoaceitação, autocompaixão e seu respeito próprio.

A parte bonita do processo terapêutico, da prática espiritual e até mesmo da autorreflexão é que temos a capacidade espiritual e psicológica de mudar, curar e transformar, fazendo por nós mesmos o que não fizeram. Podemos passar anos presos, tristes e loucos com o que não conseguimos, mas se permanecermos naquele lugar, nunca manifestaremos a plenitude de quem podemos ser. No entanto, em vez de nos darmos espaço para lamentar e permissão para sentir raiva, desapontamento ou tristeza, podemos decidir nos dar o que nunca tivemos.

À medida que você se reparenta, facilita a jornada para casa. Sim, seria lindo ter suas necessidades físicas e psicológicas atendidas por aqueles que lhe trouxeram ao mundo e/ou o criaram. Receber amor de seus pais fornece uma base importante, mas, mesmo que não tenha recebido esse presente, pode optar por dar a si mesmo uma nova base.

Se formos honestos, reconhecemos que nossa criança interior fez birras por causa de velhas feridas. A criança interior ferida pode aparecer em lágrimas, raiva, comportamentos autodestrutivos, pânico ou até mesmo em excesso de simpatia.

- Quais são as maneiras pelas quais sua criança interior ferida aparece?
- Quantas vezes sua criança interior ferida aparece em sua vida profissional, seus relacionamentos românticos ou suas amizades?
- Quantas vezes sua criança interior ferida esteve no controle?

Quando você olhar para o estágio de sua vida e as maneiras pelas quais ela é uma resposta ao que nunca recebeu, eu quero que pense imediatamente que, embora isso possa ser uma realidade dolorosa, não é uma finalidade. Apesar de ter havido momentos em que a presença de um pai mais engajado teria feito uma enorme diferença, e você reconhece a dor de não obter essa proteção e nutrição, convido-o a considerar a verdade:

Mesmo assim, você era merecedor de cuidado e proteção. Você não recebe uma segunda chance desses anos, mas algumas coisas podem ser mudadas agora, independentemente da sua idade. Se você é um adolescente, um jovem adulto, um adulto de meia-idade ou um idoso, eu encorajo você a se reparentar para que algumas coisas internas possam mudar e assim você não reviva sempre a sua ferida.

Jamillah é uma mulher muçulmana americana muito bem-sucedida de 30 anos. Inteligente e talentosa, ela sempre trabalhou muito. Ainda que os pais tenham demonstrado amor por ela e seus irmãos, a ansiedade e depressão não tratada limitaram tanto a vida quanto a presença em certas fases dos filhos. Jamillah apoia seus pais e irmãos financeira, emocional e espiritualmente e ainda é uma líder em seu campo profissional. Ela desenvolveu a capacidade de fazer amigos, embora raramente deixasse as pessoas conhecê-la intimamente. Quando ela é honesta, admite que realmente não se conhece. Apesar de um histórico de relacionamentos românticos, nenhum foi, de fato, sério. Jamillah é muito autossuficiente; alguns, inclusive, a chamaram de controladora por isso. Como criança e adulta, sua experiência com as pessoas é que elas não são confiáveis, então ela escolhe apostar em si mesma. Embora essa pareça a decisão mais sábia, muitas vezes está cansada, insatisfeita e solitária.

A negligência e os maus-tratos dos pais podem nos deixar confusos em relação à nossa identidade, porque não tínhamos alguém afirmando com frequência quem éramos. Nossos pais podem ter nos tratado como nada mais do que apenas excrescências de si mesmos, fardos, servos ou ferramentas para ganhar um senso de poder ou valor. Além de causar desafios em nosso senso de identidade ou em nossa autoestima, a paternidade negligente também pode nos levar a ter problemas de relacionamento, porque ninguém modelou confiança, comunicação aberta e afirmação para nós. Você pode nunca ter visto ou experimentado reciprocidade de relacionamento saudável, comunicação construtiva ou cuidado consistente e, como resultado, você pode achar difícil dar ou receber emoções. Pode ter pessoas dizendo que você está emocionalmente indisponível ou disponível "demais". As pessoas podem chamá-lo de carente ou fechado. Ambas as extremidades desse espectro de conectividade emocional podem resultar da ferida da criança interior de nunca se sentir seguro para se abrir para alguém. Como adulto, você pode achar que os outros querem que você seja mais aberto e vulnerável na amizade, vida familiar ou parceria romântica. Talvez não seja que você não esteja disposto a se abrir, mas que não saiba como. Pode não entender sinceramente o que as pessoas estão pedindo de você quando dizem que querem mais de você, ou, ao contrário, que você é muito intenso para elas. Alguns de vocês adorariam ser diferentes, mas não sabem como, porque a maneira como vocês estão agora está estacada há anos. Você pode acreditar que ser emocionalmente restrito ou explosivo é sua identidade, em vez de reconhecer que sua maneira de aparecer é baseada em uma ferida infantil interior.

As feridas parentais ainda podem levar a hábitos destrutivos. Sua crença central pode ser que, se as pessoas que o trouxeram ao mundo e o criaram não viram seu valor, você deve ser indigno de amor ou cuidado. Pode achar difícil acreditar que é merecedor de respeito e compaixão, logo, tem problemas em confiar em demonstrações de bondade dos outros. Você é capaz de sabotar o relacionamento, atacar a pessoa ou evitá-la. Consegue se punir e reter o descanso, o cuidado, a alegria e até mesmo o amor a si mesmo. Pode lutar contra pensamentos autodestrutivos, autolesivos e padrões autodestrutivos baseados em uma ferida infantil de baixa autoestima.

A dor da criança interior pode nos manter desconectados, envergonhados e nos culpando. Regressar para a casa é nos abrirmos à esperança de reparação. O trabalho reparador não depende do pedido de desculpas ou da transformação de seus pais. Não exige que eles o encontrem e o alimentem. Embora isso fosse maravilhoso, você não precisa mais esperar por eles; é capaz de escolher você. Quero compartilhar o processo de reparentalidade de si mesmo, que está disponível para você hoje. É a oportunidade de dar a si mesmo como adulto algumas coisas que não recebeu quando criança.

REPARENTALIDADE COM ALEGRIA

Uma maneira de reparentar-se é criando oportunidades e cultivando espaços para que sua alegria seja desencadeada, para que ganhe vida. Pais atentos e emocionalmente saudáveis que têm os meios físicos, psicológicos e financeiros para estar presentes teriam a capacidade e a motivação para aprender sobre seus filhos de modo individual. Todo mundo é diferente e o que desperta alegria em uma criança pode não ser em outra. Assim, pais saudáveis e equilibrados atendem aos interesses de seus filhos para que eles possam criar oportunidades para que a criança esteja em lugares e com pessoas que ativem sua alegria. Se tem um filho que está animado com os canteiros de obras, você pode parar na cerca em um canteiro para que a criança possa ter a alegria de ver o equipamento de construção. Você pode comprar os brinquedos do canteiro de obras ou procurar on-line por vídeos infantis sobre construção. Se a criança gosta de dançar, você pode procurar aulas de dança acessíveis, assistir a vídeos de dança juntos e até mesmo ir a uma apresentação de dança.

Alguns de vocês podem sentir tristeza, raiva ou decepção ao lembrar das maneiras pelas quais seus interesses não foram cultivados ou celebrados quando criança. No presente, você pode reparentar-se, investindo tempo e energia nas coisas que lhe trazem alegria. Os workaholics podem reparentar-se estabelecendo limites em seu dia de trabalho e gastando o tempo extra fazendo um hobby. Se a alegria não era um pano de fundo presente no seu âmbito familiar, você pode se sentir desconfortável com brincadeiras e lazer. Arrisque experienciar o desconforto e permita-se sentir à bondade do prazer. Por outro lado, alguns de vocês podem ter sido criados por pais que nunca cuidaram de suas responsabilidades e buscaram apenas o prazer. Nesse caso, você pode associar o prazer a ser frívolo e desperdiçador. É importante descobrir o meio termo. Você pode aproveitar sua vida e ainda ser uma pessoa responsável. Dê a si mesmo o dom da moderação. Além disso, alguns de vocês podem ter perdido a capacidade de experienciar alegria, por isso, mesmo que alguém os convide a compartilhar sua alegria, vocês se sentem presos, desajeitados, desconfortáveis e tensos.

Jin é um asiático-americano, casado e pai de filhos adultos. Ele foi criado por um pai workaholic que morreu cedo. Jin admira seu pai e, por isso, moldou sua vida se espelhando nele. Agora que Jin é um avô que viu o vazio de seu trabalho constante, ele decidiu vir à terapia e estabelecer metas para entender que é suficiente e não tem nada a provar, aprender a se divertir e aproveitar o tempo com sua família. Tivemos que reconhecer tanto as atitudes honráveis de seu pai quanto as coisas que Jin não quer mais duplicar em sua vida. Jin foi capaz de lamentar tanto a perda de seu pai quanto as experiências que seu pai nunca chegou a ter, bem como as experiências emocionais que ele gostaria de dar a si mesmo. Ele ainda se comprometeu a moldar comportamentos diferentes para seus filhos adultos e netos. Embora a sua jornada de volta para casa tenha começado com tristeza, desespero e fadiga, ele está escolhendo o caminho da alegria enquanto procura se reconectar com as partes diminuídas de si mesmo.

Se você não tem certeza do que lhe traz alegria, eu o encorajo esta semana a buscar sua alegria e a estar aberto a tentar coisas novas. Talvez você nunca tenha experienciado a alegria porque trabalha desde cedo para sustentar a família, ou talvez tenha que se concentrar em proteger a si mesmo e seus irmãos de abuso ou vício de origem familiar. Quando você vive com preocupação constante, há pouco espaço para a alegria.

Você pode se comprometer a fazer da alegria um estilo de vida, o que não é apenas uma ocorrência rara. Não precisa esperar até que esteja esgotado ou em colapso antes de buscar a alegria. Considere o que significaria para você moldar uma vida onde sua alegria é uma prioridade, onde vive como se fosse digno e merecedor de alegria. Você não precisa esperar que um pai ou um parceiro introduza alegria em sua vida. A alegria é um presente que você pode dar a si mesmo gastando tempo e envolvido com as coisas que o façam se animar.

REPARENTALIDADE COM ESTRUTURA

Os pais que estão atentos e presentes irão educar seus filhos, de maneira consciente (intencionalmente), criando uma estrutura que dê às crianças uma sensação de estabilidade e orientação. Quando há confiabilidade, as crianças não precisam se sentir tão ansiosas. Eles sabem o que esperar ao longo do dia e da semana. Não é uma coincidência que os psicólogos aconselhem os pais de crianças que foram expostas ao trauma a dar à elas uma rotina para ajudar a estabilizá-las. As crianças ajustam-se a um relógio quando sabem a hora de dormir, se alimentar, realizar as tarefas escolares ou brincar. As crianças podem relaxar na rotina da casa, sabendo que existem padrões, regras e diretrizes. Elas sabem o que se espera delas e o que podem esperar de seus cuidadores. Elas não precisam se preocupar se alguém vai alimentá-las. Não precisam se preocupar se e quando seus pais estão voltando para casa. Não precisam viver com a natureza imprevisível de um pai abusivo e cheio de raiva ou a desregulação de uma casa onde os adultos estão com frequência festejando a noite toda com estranhos (ou parentes predatórios) entrando e saindo de seu quarto à noite. Crianças com um senso de estabilidade têm uma base para explorar com segurança o mundo e prosperar.

> *Quando eu estava no ensino fundamental I, uma senhora doente mental de nossa igreja me sequestrou na escola. Lembro-me de estar sentada na minha sala de aula, quando alguém da recepção se aproximou e me perguntou se eu conhecia a Sra. Laura. Claro que eu a conhecia. Ela mentiu e disse à recepção que meus pais a haviam mandado me buscar. Quando ficou claro que eu a conhecia, eles a deixaram me levar. Sou abençoada por dizer que, antes do dia terminar, fui resgatada. Meus pais dirigiram por aí me procurando depois que souberam que eu tinha sido levada. Eles me encontraram andando pela rua, segurando a mão da Sra. Laura. Não percebi o perigo em que eu estava até que já tivesse sido encontrada. (Muitos pais cometem o erro de apenas dizer às crianças para tomarem cuidado com estranhos, sem reconhecer que aqueles com maior probabilidade de prejudicá-las são justamente os conhecidos.) Como você pode imaginar, depois daquele dia eu me tornei muito mais vigilante e desconfiada. Uma parte do meu reencontro à casa interior foi aprender a respirar e confiar, tanto em mim quanto nos outros.*

Como psicóloga, tive clientes que foram colocados em perigo e ninguém os resgatou. Lembro-me de um sobrevivente de tráfico sexual que perguntou aflitivo: "Por que minha família não veio me buscar? Eles sabiam onde eu estava. Por que eles não vieram?" Mesmo que os pais não possam lhe proteger de tudo, os pais comprometidos fazem com que seus filhos se sintam uma prioridade. Eles lhes dão uma sensação de serem importantes e dignos de cuidados, uma das maneiras pelas quais eles comunicam seus cuidados é com algum nível de estrutura ou confiabilidade.

Se você quiser reparentar-se no presente, considere as maneiras pelas quais sua vida parece fora de ordem ou sem estrutura. O momento inicial é um bom momento para se comprometer com:

- Estabelecer uma rotina de sono (ir para a cama em um determinado horário)
- Planejar refeições nutritivas
- Resgatar-se ou procurar ajuda quando se perdeu de vista
- Organizar regularmente a sua vida, emocional e fisicamente

Qual é o descarte que você precisa fazer se vai reparentar-se? O que em sua vida está causando catinga? Você pode se comprometer a não se sentir confortável em situações como empregos e relacionamentos deteriorados?

Considere as diretrizes que você precisa estabelecer para proteger sua hora de dormir, seu tempo para descansar. Reparente-se e guarde o telefone para que você possa dormir um pouco. Se vai reparentar-se, isso significa que você não irá mais pegar todas as suas refeições de máquinas de venda automática ou em drive-thru. Se voce vai se reparentar, precisa colocar alguns verdes nesse prato! À medida que você se reparenta, dê a si mesmo mais água para beber em vez de refrigerante ou café em excesso. Reparente-se e se vista para o clima, se lembrando de pegar um suéter, cachecol e chapéu. Reparente-se e tome suas vitaminas. Reparente-se e desligue a TV para que você possa ler um livro ou dar um passeio. Reparente-se e defina um horário regular para lavar a sua roupa, livre-se das coisas que você superou e marque uma consulta para um check-up médico.

Estrutura não significa apenas rotina, mas também limites. Alguns de vocês podem desejar que, na adolescência, um pai tivesse intervindo em certas situações de namoro para dizer: "Não, você não pode ir com eles" ou "Não, você não pode levar meu filho para lá". Teria sido bom se alguém tivesse estabelecido um limite para protegê-lo fisicamente, emocionalmente, ou ambos. Agora que você é um adulto, então considere estas perguntas ao reparentar-se:

- Quais são os limites que você precisa definir?
- Quem são as pessoas com quem precisa reduzir ou eliminar o contato?
- Onde estão as áreas em que você precisa se defender mais?
- Quais são os seus problemas no trabalho e na amizade? Existe alguma coisa que seja inaceitável para você? Se não, por que não?

Você é digno de cuidado e proteção. Você merece benevolência e bondade. Pode definir limites para proteger seu tempo, sua energia, sua saúde mental e física, seus recursos e seu espírito. Eu sei que, em termos de cultura e gênero, você deve ter sido criado para não ter limites; mas pode considerar ser um defensor de si mesmo, um protetor de seu bem-estar emocional e até mesmo o pai que nunca teve. Então, quem são as pessoas que precisa para parar de entreter? A mãe, o pai, o avô, o ancião em você podem se levantar e dizer que algumas pessoas não podem mais entrar em sua casa? Você daria permissão ao seu pai interior para declarar àqueles que estão magoando seu espírito: "De jeito nenhum. Isso é inaceitável."

Para criar alguma ordem, você precisa tomar algumas decisões para limpar sua vida da maneira que um pai responsável faria. Além de se reparentar, cultivando a alegria e estabelecendo estrutura, dê a si mesmo espaço para sentir de verdade as suas emoções.

REPARENTALIDADE COM SEGURANÇA DO ESPAÇO EMOCIONAL

Abha é uma mulher sul-asiática solteira de 23 anos, que foi criada por um pai ansioso e uma mãe workaholic. Ao longo de sua infância, tentou acalmar seu pai e agradar sua mãe. Ao completar 19 anos, estava cansada dos dois. Ela se isolou da família e dos amigos. Ela retorna as ligações de seus amigos apenas quando está se sentindo feliz e animada, o que não é frequente. Com o namorado, ela tenta resguardar suas emoções, pois tem medo de ser demasiadamente emocional, o que, segundo ela, a levaria a ser rejeitada ou um fardo, como ela vivencia com seu pai. Para o reencontro de Abha, tivemos que criar espaço para que ela reconhecesse e expressasse seus sentimentos sem julgamento ou medo. À medida que passou a ser mais sincera consigo mesma, ela se tornou mais honesta com sua família e amigos. Nem todo mundo estava confortável com seu novo nível de autoexpressão, no entanto, ela se sentiu bem em voltar para sua casa interior.

Para reparentar-se, você precisa criar espaço para suas emoções e ensinar a si mesmo como gerenciá-las. Seu bem-estar emocional é importante. Considere o que seus pais lhe ensinaram sobre seus sentimentos, o tratamento que dão a você e o exemplo que eles deram. Alguns de nós aprenderam hábitos negativos ou pouco saudáveis observando os pais que não tinham a plena capacidade ou motivação para serem pais com estabilidade emocional. Se, enquanto crescia, seus pais jogavam coisas quando estavam zangados, então, como adulto, você ainda pode jogar coisas e não pensar que é um grande problema. Se o seu pai expressou a decepção ao xingar alguém, então, como adulto, você ainda pode ter dificuldade em imaginar outras opções. Você arrisca-se por dizer: "Eu não tive escolha. Eles me levaram a isso." Alguns de nós estão com 50 anos e ainda ameaçam lutar contra pessoas que não fazem as coisas do nosso jeito.

Além de ver modelos doentios, você talvez tenha recebido mensagens doentias. Você pode ter sido instruído a não ser afável, emocional, fraco, triste, chateado ou qualquer outra coisa que não seja grato. É capaz de nunca ter visto algum modelo de como expressar, gerenciar ou controlar suas emoções. Esta é a época para você reparentar-se e saber que é saudável ter emoções e ser capaz de senti-las e expressá-las sem se afogar ou explodir. À medida que você se reparenta, tem potencial para entender que seus sentimentos não lhe dão permissão para maltratar as pessoas, mesmo que sejam seus filhos ou seu parceiro. À medida que me faço a reparentalidade, dou-me espaço para sentir e expressar meus sentimentos de maneiras não destrutivas. Eu me ensino a usar minhas palavras. Eu me ensino a prestar atenção à maneira como meu corpo responde em certas situações, para que eu consiga honrar o que sinto e tomar decisões que se alinhem ao meu bem-estar. Você é capaz de decidir viver de forma diferente dos exemplos que viu ao crescer. Se, ao amadurecer, você sentiu que ninguém se importava em como você se sentia, decida por se dar espaço para sentir as suas emoções plenamente.

REPARENTALIDADE COM RESPONSABILIDADE

Reparentar-se significa que você desenvolve a capacidade de se afirmar, de se corrigir, mesmo que ninguém nunca o tenha feito. Você talvez tenha recebido a mensagem, enquanto crescia, de que poderia agir da maneira que quisesse, que não importaria como você tratava as pessoas. À medida que você se reparenta, é capaz de começar a reconhecer quando está fora dos limites e até sendo emocionalmente abusivo em relação aos outros. Tem o potencial de começar a se corrigir e reconhecer quando você foi, ou melhor ainda, reconhecer quando você está prestes a ir longe demais e interrompa o padrão, fazendo uma nova escolha para se acalmar e se expressar. É possível começar a reparentar-se demonstrando intencionalmente respeito por si mesmo e pelos outros na maneira como lida com suas emoções.

Pais saudáveis conversam com seus filhos em relação a assumir responsabilidade e pedir desculpas por delitos. Pais saudáveis também reconhecerão e apoiarão quando estiverem errados ou tiverem cometido um erro. Ao reparentar-se, considere que você ainda precisa se perdoar por certas coisas. Considere do mesmo modo se há pessoas a quem precisa se desculpar. Como um adulto, você ainda não pode se desculpar porque nunca teve um modelo, então você associa desculpas à fraqueza. Se evitar desculpas, assumirá que o tempo curará todas as feridas e nunca se responsabilizará por suas ações, seus relacionamentos sofrerão rupturas não abordadas. Ser capaz de assumir sua parte em um problema é um ato de crescimento e desenvolvimento. A responsabilidade é necessária para a reconexão consigo mesmo. Se não puder ver seus problemas e resolvê-los, permanecerá desconectado de si mesmo de maneiras significativas. À medida que você se recriminou, tornou-se intencional sobre ser autorreflexivo e ensinável. Aprender é um processo ao longo da vida, e não precisamos fingir ser perfeitos ou oniscientes. Podemos nos dar graça e compaixão, mas isso deve começar com a verdade e uma mudança de pensamento e comportamento.

> *Juan é um homem latino de 40 anos, casado, que cresceu sendo o homem da casa porque seu pai estava ausente. Ele estava acostumado a ser atendido em sua casa, bem como na comunidade devido à sua aparência, seu charme e sua generosidade. Ele veio para a terapia depois de ser flagrado tendo um caso. Ele é católico e compartilhou inúmeras razões bíblicas pelas quais sua esposa precisava superar isso para que eles pudessem seguir em frente. Como ele compartilhou, ficou claro que seu pai era um homem casado que teve um caso com sua mãe. Também ficou claro que todo homem que ele conhecia era infiel à sua esposa. Apenas fazendo algumas perguntas descobri que Juan ainda não tinha pedido desculpas à esposa. De início, ele negou o caso. Quando ficou claro que sua esposa tinha evidências, ele disse a ela que a amava e que eles precisavam proteger sua família pelos seus filhos e pelos seus votos a Deus. A esposa de Juan não disse mais nada, mas ficou evidente em suas feições que ela estava se retirando do casamento. Na verdade, Juan precisava avaliar suas ações e o impacto que elas tinham sobre ele, sua esposa, seus filhos e a outra mulher. Ele teve que desenvolver uma capacidade de prestação de contas, não apenas na forma de um pedido de desculpas, mas também em uma determinação se ele quisesse mudar seu comportamento. Antes que ele pudesse emocionalmente retornar à casa para sua família, ele precisava voltar à casa interior com honestidade e responsabilidade.*

REPARENTAR-SE COM ROTEIRO PARA O AUTOCUIDADO

Alguns de nós crescem cuidando de seus pais e/ou irmãos e são direta ou indiretamente ensinados a negligenciarem a si mesmos. Quando você se reparenta, você joga fora aquele roteiro velho que diz que você não é importante, ou que suas necessidades são insignificantes. É capaz de escrever um novo roteiro que reconheça seu valor; talvez começando por tomar medidas para se cuidar, se acalentar e se nutrir diariamente. Se as crianças não têm alguém para dizer não a elas, muitas assistem desenhos animados e jogam videogames o dia todo e comem besteiras. O que elas recebem afeta o que colocam para fora, por isso, se consumirem muita besteira, sua capacidade de atenção será limitada, assim como seu nível de energia. Ao reparentar-se, reconheça que você não quer que sua mente, seu corpo, coração e espírito estejam cheios de porcaria. Ao reparentar-se, vigie o que você assiste e o que ouve. Vigie ainda o que (e quem) você coloca em seu corpo. Sua comida afeta seu humor. Suas escolhas de entretenimento influenciam seu pensamento e escolhas de vida.

Seja o tipo de pai que é responsável e bem-intencionado em relação ao que você está exposto. Esteja atento com o que você alimenta seu espírito, em quais convergências você entra e sai, e em quais espaços passa a maior parte do seu tempo. Quando você se preocupa consigo mesmo, é atencioso em relação ao que te cerca. Ao regressar para casa, você se tornará protetor de si mesmo e se verá como um tesouro digno de bondade. Você pode precisar rever o roteiro que recebeu de seus pais sobre quem você é e como merece ser tratado. À medida que se reparenta, você se compromete a cuidar melhor de si mesmo, de sua mente, seu corpo, coração e espírito, holisticamente funcional. Convido você a rasgar o roteiro que diz que seus pensamentos, sua saúde, seus sentimentos e seu espírito não importam. Escreva uma carta de amor para si, porque o seu bem-estar vale a pena preservar.

Alice, uma mulher afro-americana, era a mais velha entre sete irmãos e passou sua infância cuidando deles e de sua mãe, que era doente crônica. Quando adulta, Alice se dedicou a ser uma grande esposa e mãe, o que deixou pouco espaço para si mesma. Sua casa sempre foi imaculada e poderia facilmente ser destaque em uma revista de design de casas. Na superfície, tudo estava bem. Sob a superfície, no entanto, Alice estava sofrendo. Ela tinha pressão alta e ataques de pânico, e ela brigava contra a obesidade. Demorou anos para o despertar, mas os desafios de saúde física e mental de Alice a levaram a tentar terapia, pois percebeu que precisava cuidar melhor de si mesma. Junto com exercícios que trataram seus pensamentos, sentimentos e comportamentos, ainda adotamos uma abordagem de psicologia mulherista para examinar as mensagens que ela recebeu a respeito da mulher ideal, em particular a mulher negra ideal, que muitas vezes é apresentada como uma mártir abnegada. Uma vez que a consciência de Alice sobre esses roteiros havia sido levantada, ela foi capacitada para escrever um novo roteiro para si mesma que não exigisse que ela se apagasse, negasse ou minimizasse suas necessidades e seus valores.

REPARENTAR-SE COM AMOR

A paternidade carinhosa está enraizada no amor, não no desempenho. O amor não depende de notas perfeitas ou de um comportamento perfeito; mesmo quando as crianças se atrapalham, os pais atenciosos continuam a amá-las. Os pais podem ficar chateados ou desapontados com o comportamento de uma criança, mas pais saudáveis amam seus filhos. Reparentar-se requer desenvolver e nutrir o amor próprio. Convido-os a escolher se amar incondicionalmente. Eu o convido a escolher amar a si quando estiver fazendo o seu melhor e quando se sentir que está vivendo o seu pior. A reparentalidade baseada no amor não é apenas aplicada às vezes ou apenas em condições favoráveis. Quando as tempestades internas se intensificarem e você estiver desapontado, com raiva ou envergonhado consigo mesmo, permita que haja amor independentemente disso.

Pais saudáveis e amorosos não dirão certas coisas a uma criança ou sobre uma criança, nem agirão de certas maneiras, porque essas ações são contrárias ao amor. Da mesma forma, ao reparentar-se, esteja atento à maneira como você fala consigo mesmo e sobre si mesmo. Esteja atento a como você se trata.

Considere as coisas que você não fará outra vez porque se ama demais. Considere as coisas que você começará a fazer como uma demonstração, uma consequência do seu amor. À medida que você se reparenta, começa a reconhecer comportamentos de automutilação e autossabotagem e os substitui por comportamentos de autoafirmação e amor próprio. Em uma famosa passagem bíblica, 1 Coríntios 13, o amor é descrito por uma série de atributos, alguns dos quais estão listados abaixo. Considere as maneiras pelas quais você pode vivenciá-los em seu autotratamento:

- Paciência
- Bondade
- Honestidade
- Proteção
- Confiança
- Esperança
- Perseverança

Para reparentar-se, seja paciente com seu progresso, estabeleça um ritmo suave para sua vida e diga a si mesmo a verdade. Ao reparentar-se com amor, tome medidas para defender seu bem-estar físico e emocional, acredite em si mesmo, tenha esperança em seu futuro e não desista de si. Reparente-se afirmando seu valor e tomando decisões que se alinham com a verdade de quem você é. Pode amar a si mesmo buscando oportunidades para sua cura e seu crescimento. Quando estiver em seu poder, ame-se o suficiente para negar o acesso a pessoas prejudiciais ao seu desenvolvimento. Não se alinhe com pessoas, atividades ou atitudes prejudiciais ao seu bem-estar.

Donald, um homem negro de 35 anos, desprezava a si mesmo. Ele sofreu abuso físico quando criança por sua própria mãe e foi abusado sexualmente por um adolescente em seu bairro. Quando adulto, ele teve vários relacionamentos fracassados como resultado de um comportamento autossabotador. Ele foi promovido no trabalho várias vezes devido às suas habilidades e sua inteligência, mas acabava entrando em conflito com um gerente ou colega de trabalho e, mais cedo ou mais tarde, era rebaixado ou demitido. Donald veio para a terapia da mesma forma que ele ia para outros ambientes sociais, preparado para entreter. Ele entrou com piadas e histórias dramáticas entregues com a precisão de histórias que haviam sido contadas muitas vezes antes. No meio de uma de suas apresentações de terapia, eu o interrompi e disse a ele que achava que deveria ser exaustivo ser ele. Ao ter sua fadiga nomeada, ele teria como reconhecê-la. Disse-lhe que não tinha de me entreter. Eu disse a ele que esse espaço era para ele poder respirar e se curar. Começamos a desenterrar todas as razões pelas quais ele tinha problemas em amar a si mesmo e os custos que ele pagou ao longo de sua vida pela falta de amor-próprio. À medida que a compreensão crescia, sua autocompaixão também crescia, e semana após semana ele começou a voltar para sua casa interior.

DEVER DE CASA

Convido-o a fazer um diário sobre as coisas que você quer que seu eu interior saiba que precisa de modo emocional, físico, social, material e espiritual, para que você possa se reparentar. Reflita e inclua as coisas que você quer que seu eu ferido saiba sobre quem você é. Em seguida, descreva o que significará ser autêntico e consistente em como você pensa, fala e age em relação a si mesmo. Considere como você trabalhará ativamente para reparar feridas a longo prazo, nutrindo-se de maneira intencional. Nesta jornada para casa, comprometa-se com a maternidade, paternidade, parentalidade e carinho a si mesmo.

Convido-o a colocar as mãos sobre o coração ou o abdômen e aconselhar sua alma a dizer ao seu coração, sua mente, seu corpo e espírito:

"Bem-vindo ao lar."

CAPÍTULO CINCO
INTELIGÊNCIA EMOCIONAL

Uma resposta comum à pergunta "Como você está?" é "Tudo bem e você?" No entanto, eu cresci usando um roteiro diferente na igreja. Caso perguntassem: "Como você está?", muitas pessoas responderiam: "Abençoado". Se eles estivessem se sentindo entusiasmados, poderiam até dizer: "Muito abençoado", ou "Abençoado e bastante favorecido!". Embora as afirmações possam ser inspiradoras e positivas, os psicólogos encontraram duas verdades importantes que devem ser consideradas aqui. Primeiro, é possível sentir mais de uma emoção concomitantemente. Alguém pode se sentir abençoado e também deprimido ou ansioso, por exemplo, mas não se sentir livre para expressar emoções desagradáveis em ambientes específicos. Em segundo lugar, se afirmarmos algo em que não acreditemos de fato, isso pode gerar mais estresse. Então, se eu sei que devo dizer que sou abençoado, mas não estou me sentindo particularmente abençoado naquele momento, a declaração pode criar angústia ou mesmo culpa e vergonha. Crescer com roteiros, sejam culturais ou religiosos, às vezes pode nos desconectar de nós mesmos. Se você não se sentiu no direito de falar a verdade sobre suas emoções ou mesmo de reconhecer esses sentimentos para si mesmo, a inteligência emocional será uma habilidade importante para a jornada rumo à sua casa interior.

A inteligência emocional é a capacidade de sintonizar e controlar suas emoções, de se relacionar com os outros de uma maneira que leve em consideração a experiência emocional deles, bem como a sua. Quando você se desconectar de seus sentimentos e de certas questões pessoais, é importante que comece a cultivar sua inteligência emocional. Alguns de vocês se sentem dominados por suas emoções, pois essa sensação de estar desregulado pode, às vezes, ser onerosa. Você é capaz de sentir as coisas intensamente e, como resultado, ter sido rotulado por si mesmo ou pelos outros como "muito sensível". As emoções e a capacidade de acesso a elas podem ser um dom, mas se elas são difíceis de conter ou gerenciar, é possível que você queira trabalhar para reconhecer e sentir suas emoções sem se sobrecarregar. Outros talvez sejam incapazes de acessar ou expressar seus sentimentos — eles gostariam de chorar, mas as lágrimas não virão, ou acreditarem que uma situação é digna de tristeza ou raiva, mas não conseguem sentir nada. Se você, em geral, se sente inundado por emoções ou entorpecido por elas, a inteligência emocional é uma boa habilidade a ser desenvolvida à medida que você procura reconhecer a si mesmo.

Seu mundo interno pode, às vezes, tornar-se emocionalmente inundado ou congelado. Esses desafios podem ter afetado seus relacionamentos. Você teria, quem sabe, dificuldade em se conectar com os outros, se expressar ou entender as reações emocionais dos outros. À medida que viajamos para nossa casa interior, é vital aumentar nossa consciência de nossa experiência emocional e navegar com sucesso no mundo dos relacionamentos, seja com colegas, amigos, um parceiro ou a família. A inteligência emocional pode ser um foco importante para o nosso crescimento, à medida que procuramos viver de forma autêntica e contínua dentro de nós mesmos e no relacionamento com os outros.

POR QUE A INTELIGÊNCIA EMOCIONAL É IMPORTANTE?

Adriana, uma mulher afro-latina de 30 e poucos anos, é a mais velha de quatro filhos. Uma das principais fontes de dor em sua vida é o relacionamento com sua mãe. A mãe a ama, mas a maneira como demonstra isso é oferecendo conselhos não solicitados e críticas constantes.

A falta de atenção por parte da mãe afasta Adriana, e o afastamento de Adriana leva a mãe a concluir que a filha nunca gostou dela. Este ciclo resultou em anos de desconexão, embora ambas desejem conexão. Adriana e sua mãe precisam de apoio para aprender a se conectar com seus sentimentos e comunicá-los uma à outra. Elas precisam regressar à casa interior de modo individual para criar o espaço emocional para estarem em casa na presença uma da outra.

Cada um de nós se beneficiaria de:

- Tornar-se mais consciente do próprio estado emocional
- Tornar-se habilidoso no controle das próprias emoções para evitar explodir à toa
- Tornar-se mais capacitado em comunicar as próprias emoções e necessidades emocionais
- Tornar-se mais sintonizado com a vida emocional dos outros
- Tornar-se mais capaz de se envolver efetivamente com as questões emocionais das pessoas ao seu redor

Essas habilidades fazem parte da inteligência emocional e, sem elas, muitas vezes desconhecemos a nós mesmos e aos outros. Essa falta de sensibilidade pode nos levar a agir de maneira confusa, prejudicial ou perturbadora. A inteligência emocional permite que você seja autêntico consigo mesmo e com os outros, então nem sempre você seguirá um roteiro que não corresponde às suas circunstâncias, posto que elas permitem que você toque, honre a verdade do momento e derrube as barreiras que, de outra forma, fariam você parecer emocionalmente indisponível ou não responsivo às pessoas.

É bem provável que você tenha passado pela vida feito um sonâmbulo, sendo emocionalmente afastado de seus relacionamentos pessoais ou de ambientes de trabalho. A inteligência emocional permite que você desperte e esteja presente para si mesmo e para os outros, em vez de deixar a vida passar.

AUTOCONSCIÊNCIA EMOCIONAL

Dennis é um motorista de ônibus branco de 36 anos que veio me ver com muitas reclamações em relação à esposa. A lista era interminável e a hostilidade era densa. Ele se queixou de quase tudo em relação à sua esposa, suas conversas, sua paternidade, seus hábitos de trabalho, sua ignorância sobre os eventos mundiais, seu desinteresse na intimidade sexual e sua aparência. A emoção a qual ele se sentia à vontade para expressar era a raiva, até mesmo indignação. Depois de ouvi-lo por algumas sessões, pedi a Dennis que me contasse a respeito de seu medo. Ele olhou assustado e disse: "Que medo?". Respirei fundo e disse: "Acredito que você sente insegurança e medo de perder sua esposa, que é muito bem-sucedida, e talvez por isso você ache que não consegue satisfazê-la." Seus olhos se arregalaram e então ele começou a chorar. Ele disse: "Sim, estou inseguro. O que posso fazer?" Tivemos que chegar à verdade de suas emoções para abordar os problemas reais em seu interior e seu casamento.

Sua autoconsciência emocional é a capacidade de reconhecer como se sente. Isso pode parecer simples, mas muitas vezes estamos com a vida no piloto automático, ocupados e distraídos. Nesta era, estamos com frequência sintonizados em aparelhos eletrônicos, desde o momento em que acordamos até o de irmos dormir; assistindo televisão, realizando chamadas, participando de videoconferências, ouvindo música e consumindo mídias sociais, o que deixa pouco tempo para a autorreflexão. Com todos esses dispositivos competindo por sua atenção, você escolheu desacelerar para ler este livro. Ser capaz de voltar a casa interior é essencialmente sobre estar disposto a se sentar, honesta e compassivamente, consigo mesmo e com seus pensamentos, sentimentos, sonhos, suas feridas e memórias.

Além de todas as distrações, ainda enfrentamos julgamentos que podem nos impedir de reconhecer como nos sentimos de fato. Desde que nascemos, outras pessoas nos instruem sobre como devemos responder à nossa alegria e à nossa dor. Enfrentamos inúmeras expectativas, demandas e pressões para agir de uma maneira aceitável para os outros, isso decerto exigirá que silenciemos nossos corações e nossos sentimentos reais. Reencontrar-se nos dá permissão para remover o julgamento, a censura e as demandas para que possamos realmente expressar o que sentimos.

Desenvolveremos um inventário agora mesmo. Como você se sentiria caso você lançasse a ideia de que há apenas uma resposta certa e o medo de ser um fardo para os outros? Como você se sente sobre si mesmo, sua carreira, seus relacionamentos, seu passado e até mesmo seu futuro? Essa pergunta parecerá esmagadora, ainda mais se você estiver há um tempo sem conversar consigo mesmo. É possível que tenha crescido em uma família que o ensinou a não se envolver emocionalmente, apenas a fazer o que precisa ser feito. Logo, neste ponto, avalie com honestidade como se sente no coração, na mente, no corpo e espírito. Alguns não aprenderam toda a gama de emoções que está limitada a feliz, triste ou louco. Você ainda será capaz de sentir medo, nojo, ciúme, interesse, tristeza, surpresa, alegria ou desconfiança. Quando você sente essas emoções, poderá ainda experimentar sensações corporais. Você pode vivenciar uma mudança em sua temperatura corporal, pode começar a suar, ou sentir uma dor em seu peito ou na boca do estômago. Comece a se dar permissão para experimentar uma série de emoções e honrar a si mesmo, reconhecendo a verdade do que sente.

Quando você não está ciente da possibilidade de sentir mais de uma emoção ao mesmo tempo, consegue ignorar ou negar aspectos de sua experiência. Convido-os a refletir agora sobre os momentos em que podem ter experimentado emoções aparentemente contraditórias. Você pode se sentir amado e entediado, ou sentir tanta tristeza por suas perdas quanto gratidão pelo que resta. Precisamos dizer a nós mesmos a verdade sobre como estamos nos sentindo, porque quando não o fazemos, nossas ações, conversas e decisões são um mistério para nós. Se muitas vezes você se pega pensando: "Eu não sei por que fiz isso", ou "Não sei o que há de errado comigo", então precisamos fazer uma pausa sagrada e refletir verdadeiramente. Sem dúvida, há uma razão, quase sempre derivada de emoções não reconhecidas. Quando você tem clareza sobre seus sentimentos, suas ações farão mais sentido. Em vez de limitar-se a apenas uma emoção plausível ou alegar torpor, cave sob a superfície de sua resposta para ver a raiz de suas emoções. A verdade pode ser que você está de luto, em pânico ou até mesmo sendo atraído por alguém ou alguma coisa além de sua consciência. Talvez reconheça sentir-se intimidado, ansioso ou ciumento, logo você abordaria o problema real em vez de correr ou se tornar agressivo ou envergonhado.

Convido você a fazer perguntas a si mesmo sobre suas emoções, em particular, quando se sente entediado ou rejeitado. Pessoas com uma longa história de trauma tiveram que se adaptar a um ambiente altamente intenso.

Eles podem rotular uma ausência de drama ou paz como chata, levando-os a procurar o drama. Aqueles que frequentemente se sentem rejeitados podem ter uma insegurança subjacente que os leva a interpretar indevidamente as ações das pessoas como rejeição. Por exemplo, se alguém não enviar uma mensagem de texto ou ligar de volta você irá se sentir inseguro de imediato, até mesmo interpretaria a resposta atrasada como uma rejeição, quando na verdade a pessoa pode estar trabalhando, dormindo ou passando por um momento emocional difícil. Tornar-se mais consciente do que você sente garantirá que não faça uma tempestade em um copo d'água.

Somos seres complicados e, a qualquer momento, podemos ter níveis de respostas e reações baseadas em nossa história e nas circunstâncias atuais. Reencontrar-se é sobre cavar mais fundo na verdade de nossas emoções sem julgamento. Você sente o que sente. O que escolhe fazer sobre esses sentimentos é outra história. Em outras palavras, se você está entediado com seu trabalho ou seu relacionamento, reconheça isso para si mesmo. Então será capaz de começar a explorar como lidar com esse tédio. Essa autoconsciência é muito importante se você, como eu, teve momentos em que sua resposta emocional não correspondeu à situação. Se você soluça sem controle em resposta a algo mínimo ou se uma ofensa menor o leva a uma raiva explosiva, há mais na história. Precisamos atender à ferida não curada, ao pensamento distorcido ou mesmo à crença central que mantemos sobre nós mesmos para chegar à raiz emocional que foi desenterrada no momento. Se, por exemplo, você receia que não seja amável e vai a um primeiro encontro com uma pessoa que nunca retorna as ligações, a dor e o desespero que sente não é de fato baseado nesta situação, mas a um medo maior de uma vida inteira de solidão.

É possível que o comportamento das pessoas seja desencadeado por lembretes de eventos traumáticos passados, como foi o caso de Joseph, um homem asiático-americano solteiro e bem-sucedido em seus 50 anos. Quando ele era adolescente, um homem mais velho o agrediu sexualmente em um parque assim que parou de chover. Até hoje, o cheiro de grama molhada faz com que ele se sinta ansioso e triste. Sua mente realiza uma associação que é difícil, mas não impossível, de mudar. Reconhecer a associação negativa entre o cheiro e a violação, lançou as bases para o retorno a casa interior, que envolveu desconectar o gatilho — o cheiro de grama — da memória da violação e conectar o cheiro a uma série de experiências.

Convido-os a considerar pessoas, lugares e coisas que provocam uma resposta emocional de vocês, sejam dolorosos ou agradáveis. Se você vir uma determinada pessoa, ou mesmo alguém que se parece com ela, é possível sentir-se amedrontado, animado, divertido ou raivoso. Se uma pessoa se comporta de uma certa maneira, você pode desconfiar dela com base em experiências passadas não relacionadas. Ainda é capaz de associações com certos aromas, alimentos ou ruas. Sua jornada para casa é reforçada quando começa a notar suas emoções e as causas delas.

Aqueles de vocês que foram ensinados que as emoções eram apenas um obstáculo para a lógica e a razão podem se perguntar por que é tão importante prestar atenção a elas. Conectar-se com suas emoções permitirá viver como um ser humano pleno que não está isolado de partes de si mesmo. Abraçar e aprender com suas emoções permite que você se entenda melhor. O autoconhecimento é o caminho para a vida autêntica, e a autenticidade é necessária para voltar ao lar. Descobrir se você sente falta de uma pessoa específica ou se apenas sente falta do companheirismo faz toda a diferença. Descobrir se você ama o trabalho que realiza ou só o valor que ele paga faz a diferença na formação da vida que almeja. Você pode optar por permanecer nesse relacionamento ou naquele trabalho, independentemente disso, mas conhecer sua motivação e seu investimento emocional o libera para escolher entre um lugar de honestidade. À medida que você aprende o que está acontecendo dentro de você, sentirá a libertação que vem de honrar a si mesmo vivendo em alinhamento com a verdade.

EXPRESSÃO E CONTROLE EMOCIONAL

Stephanie é uma mulher solteira afro-americana de 48 anos que tem muitos conhecidos, mas pouquíssimos amigos. Muitas pessoas em seu círculo confiam nela emocionalmente. Ela chegou à terapia com fadiga e ressentimento sobre o quanto ela se dedica aos outros e como quase não recebe retorno. Quando começamos a explorar suas amizades, descobrimos que ela raramente compartilha seus sentimentos com seus amigos ou parceiros. Ela assume que se compartilhasse seria um fardo indesejado para os amigos que têm seu próprio estresse, ou que conversar com eles não seria útil. Em outras palavras, ela silencia seus sentimentos e suas necessidades e, em seguida, é perturbada por suas inúmeras amizades unilaterais. Apontei-lhe que, quando nos apresentamos sempre como uma pessoa centrada, os outros assumem que realmente o somos e nunca lhes ocorre oferecer apoio e encorajamento. O cuidado mútuo ou a reciprocidade requer um nível de comunicação emocional que muitos acham desconfortável e arriscado, ainda mais as mulheres negras e outras mulheres de cor, que muitas vezes são criadas com os valores culturais de autossacrifício e serviço aos outros. Esse silenciamento, no entanto, deixa muitos com necessidades não atendidas e dor não expressadas.

A inteligência emocional não é apenas a respeito de reconhecer o que se sente, mas sim sobre aprender a expressar e controlar esses sentimentos para que você consiga estar em sua casa interior com as emoções sem se sufocar. Expressar e controlar seus sentimentos não é silenciá-los e censurá-los por uma questão de controle, todavia impedir os momentos que a maioria de nós experimentou quando agimos de uma maneira que foi prejudicial tanto para nós quanto aos outros.

Em vez de julgar ou se distrair, imagine compartilhar com os outros o que você está sentindo. Uma frase comum usada para intervir com crianças que estão fazendo birra é *Nomeie os sentimentos*. Como a criança que está deitada no chão, chutando e soluçando, tivemos momentos em nossa vida em que as palavras nos escapam. Nesses momentos, somos capazes de sentir a densidade da dor, desespero ou mágoa, mas podemos estar fora de prática ou envergonhados demais para dizer o que sentimos. Aprender a falar a verdade de nossos sentimentos é uma habilidade que pode ser desenvolvida ao longo do tempo. Considere como você age quando tem uma emoção específica, em geral quando essas ações não são acompanhadas por comunicação direta.

Quando você tem medo de ser abandonado, abdica dos relacionamentos prematuramente? Quando está com raiva, você dá a alguém o tratamento silencioso e nunca discute o assunto? Quando se sente rejeitado, você oferece presentes, esperando que alguém o valorize? Quando se sente inseguro sobre sua posição no trabalho, você se torna irritável e controlador com seus colegas? A comunicação pode nos fazer sentir vulneráveis e muitos de nós não vimos formas saudáveis de comunicação. Você pode ter visto o silêncio, a agressão, o abuso de substâncias ou o engajamento religioso tomarem o lugar do diálogo honesto real, mas você tem a capacidade de fazer uma escolha diferente. A começar por recuperar sua voz e vida emocional, iniciando e permanecendo presente nas discussões sobre seus sentimentos.

Quando você começa a expressar suas emoções, pode sentir pânico. É provável que se pergunte se os outros vão julgar, rejeitar ou manipulá-lo. Esses medos podem fazer com que você recue, desligue ou negue seus sentimentos. Esse receio e desconforto estão entre as dores de crescimento de regressar a casa interior. Em vez de voltar aos velhos padrões de suprimir seus sentimentos e permanecer em silêncio, tente as seguintes estratégias para se manter engajado e presente.

- Antes de compartilhar, prepare-se para as diversas respostas que o filho pode ter. Às vezes, assumimos que as pessoas reagirão de uma certa maneira e ficamos devastados quando elas saem do roteiro.

- Honre-se com o lembrete de que seus sentimentos são *seus* e não dependem da resposta ou concordância dos outros.

- Considere o que você quer compartilhar, mesmo que fique difícil ou se sinta ansioso. É válido escrever algumas anotações ou um diário antes de compartilhar seus sentimentos. Alguns de vocês podem querer encenar ou praticar com um terapeuta ou amigo primeiro. Quanto mais você compartilha seus sentimentos, mais fácil se torna. A expressão emocional requer prática, ainda mais se você está acostumado a permanecer em silêncio.

- Prepare-se no sentido de atentar sobre o tempo e o lugar onde quer iniciar o diálogo. Algumas conversas são melhores em particular, enquanto outras vezes pode surgir a necessidade de ter uma outra pessoa neutra ou confiável presente para manter um certo nível de segurança. O tempo ainda é importante, porque se você optar por compartilhar suas emoções mais profundas quando a outra pessoa está prestes a ir dormir ou trabalhar, bem provável que não será ouvido.

- Lembre-se de respirar enquanto você está compartilhando. Descanse a mão em sua barriga ou seu peito como um lembrete físico para mantê-lo no presente sem ficar sobrecarregado.

Se você está respondendo a algo que ocorre no momento, é possível querer se dar um segundo para refletir sobre o que foi dito ou feito pela outra pessoa e como quer responder. Às vezes, acreditamos falsamente que temos que dizer algo neste segundo ou nunca mais conseguiremos falar sobre o assunto. Se a pessoa não é um estranho passando por você na rua, em geral você tem um momento. Dê a si mesmo o dom de uma pausa sagrada para reunir seus pensamentos e conferir seus sentimentos. Respire fundo e depois comece a compartilhar o que sente.

Comprometa-se com a autoconsciência, que é honesta e sem julgamento sintonizando o que você está sentindo no momento. Antes de começar a compartilhar, obtenha clareza sobre o que você sente e, ao compartilhar, observe se isso muda ou se segue em níveis. Por exemplo, se sentir raiva quando começa um diálogo e, em seguida, à medida que você compartilha mais, torne-se consciente de sua tristeza ou seus medos. Permita-se a liberdade de sentir e expressar toda a gama de suas emoções.

A autocompaixão também é importante; encontrar-se com gentileza, compreensão e respeito lhe dará a liberdade de se expressar plenamente. Você já passou por muitos desafios, e suas emoções são importantes. Comunicar seus sentimentos pode ser difícil, mas convido-o a aparecer para si mesmo com ternura e conforto ao sentir o que sente.

Por fim, considere definir parâmetros em sua comunicação para garantir que esteja expressando seus sentimentos *e* aja com integridade. Você pode querer fazer alguns acordos consigo mesmo com antecedência sobre o que não fará, bem como o que fará. Por exemplo, você pode se comprometer a falar com honestidade, mesmo que seja desconfortável, enquanto decide não chamar a outra pessoa de nomes, jogar coisas ou fazer ameaças. Essa decisão não é sobre a outra pessoa ou o que ela fez, mas sobre seus próprios valores, como você quer viver e aparecer na vida. Seu Reencontro permite que você escolha não apenas reagir aos outros, mas sim estar atento às maneiras pelas quais você escolhe responder.

Quando você expressa seus sentimentos, também pode ajudar a conhecer e comunicar o que está esperando da outra pessoa, por exemplo, empatia ou conforto. Você pode só querer ser ouvido, apreciado, compreendido e até mesmo abraçado. É possível que queira um lugar seguro para chorar ou desabafar sem julgamento. Em outros momentos, você pode estar procurando ajuda com a resolução de problemas — conselhos, apoio ou defesa. Você pode querer uma mudança de comportamento dessa pessoa, ou apenas querer que ela o ajude a encontrar uma resolução. Às vezes você está realmente procurando uma distração, então chame um amigo para ajudá-lo a tirar sua mente de um problema. Saber o que você quer e expressá-lo pode ser útil e evita frustrações. Como é capaz de imaginar, se você quer ser abraçado, mas seu amigo está lhe dizendo para registrar uma queixa, é bem provável que se sinta sem apoio. Além disso, se você quer distração e a pessoa está fazendo muitas perguntas sobre o que aconteceu, pode achar isso perturbador. Comunique o que você sente, e se você está ciente disso, peça o que gostaria. Se você não tem certeza do que é isso, tudo bem também. Amigos e parceiros podem nos ajudar com sua presença, mesmo quando não temos ou queremos um plano de ação.

A expressão emocional não é apenas sobre se comunicar com os outros: é catártica. Pode vir com lágrimas e envolver diário ou até mesmo obras de arte. Ser capaz de expressar o que você sente em um poema, música, dança, oração ou entrada de diário pode ser esclarecedor e fortalecedor. Quando você está trabalhando duro para evitar a verdade, isso pode drená-lo físico e emocional e até mesmo deixá-lo doente, tenha compaixão por si mesmo. Uma postura de autocompaixão é colocar uma mão em seu coração e outra em sua barriga. Outra é cruzar os braços sobre o peito, dando-se um abraço. A partir dessas posições, você pode respirar no seu próprio ritmo e permitir que seus sentimentos surjam e sejam expressos com lágrimas, palavras ou arte. Você pode então nutrir-se no momento presente com a compreensão de que a perfeição não é o objetivo; pelo contrário, a verdade e a consciência o são. À medida que você é honesto consigo mesmo e com os outros, cultiva o lar no momento presente. Quanto mais praticamos a expressão emocional honesta, menos oportunidades há para interações sufocadas, reações explosivas ou mal-entendidos. A verdade é que o nosso silêncio não nos protegeu daqueles sentimentos que nos feriram e tampouco preencheu os espaços vazios que carregamos. À medida que nos expressamos regularmente, vivemos a partir de um lugar de fluxo em vez de supressão ativa — e isso é um eterno reencontrar-se. Para aqueles que ainda se sentem hesitantes, permitam-me que apresente dois pontos. O primeiro é que às vezes permanecemos em silêncio para manter a paz. Quero perguntar-lhes de quem é a paz que está a manter. A pessoa que não tem ideia de como você se sente está em paz, mas você não. Há uma diferença entre paz e silêncio. Para alcançar a paz autêntica, você deve ser autêntico. O segundo ponto é que podemos temer o julgamento ou a rejeição dos outros quando expressamos como nos sentimos. Se uma amizade ou um relacionamento requer engano e mentiras, então é muito frágil e pode se desintegrar quando vocês dois forem verdadeiramente honestos. Uma parte fundamental de um relacionamento é ser conhecido, e espero que você possa cultivar espaços onde possa ser conhecido plenamente e conhecer os outros.

Deixe-me ainda colocar que existem considerações especiais para a autoexpressão, se você é de uma comunidade marginalizada. Se você é marginalizado por causa de raça, religião, gênero, sexualidade ou deficiência, alguns espaços não são seguros para sua expressão. Pessoas e sistemas podem enquadrá-lo com estereótipos, estigma e opressão. Por exemplo, as pessoas negras ao expressarem raiva são mais propensas a serem recebidas com o medo de se tornarem violentas. Além disso, uma mulher em um papel de liderança muitas vezes enfrenta mais escrúpulos em relação a como ela expressa suas emoções do que um homem enfrentaria. Gostaria de lhes fazer duas considerações. A primeira é que eu espero que você encontre ou crie espaços onde consiga expressar a verdade não filtrada sem ser julgado. A necessidade constante de realizar é desgastante, e você se beneficiará de espaços onde pode ser você mesmo e será recebido com compaixão e compreensão. Em segundo lugar, muitas vezes podemos interromper estereótipos sendo nossos "eus" autênticos. Uma vez, uma mentora negra me disse para não sorrir muito com as pessoas brancas porque elas não me levariam a sério. Ela disse que as pessoas brancas assumem que as negras estão lá para entretê-las e que as pessoas negras não fornecem contribuições significativas. Embora eu compreenda completamente a realidade dessas suposições que alguns sustentam, se eu viver suprimindo minha alegria, então serei prisioneiro do racismo. Eu me recuso a cooperar com a opressão. Então, quando eu quero sorrir, eu sorrio. Alguns me entenderão mal ou me dispensarão, mas eu não posso viver livremente se estou sempre me policiando e fazendo malabarismos com base nas falsas crenças dos outros. Espero que você ainda encontre o equilíbrio de estar em espaços seguros para se expressar plenamente e encontrar maneiras de ser autêntico, mesmo na presença daqueles que não o valorizam.

LENDO AS DICAS EMOCIONAIS DOS OUTROS

Embora se reencontrar exija autoconsciência, ainda encorajo você a considerar o valor real de entender a vida e as experiências emocionais dos outros, mesmo quando elas diferem das suas. Assumir que todos sentem o que sentimos é uma forma de desconexão. As pessoas fornecem dicas sociais a respeito de suas emoções e é importante aprender a detectá-las. Quando estamos tão imersos em nossa própria experiência que não podemos imaginar alguém tendo uma experiência diferente, somos reduzidos a interações falsas e inautênticas. Se você cresceu em uma casa ou bairro de alto conflito, era fundamental que percebesse quando a tensão estava aumentando para que tomasse as medidas apropriadas para sua segurança. Todos nós chegamos a essas habilidades de lugares diferentes. Alguns de nós acham mais fácil sintonizar nossos próprios sentimentos do que ler os dos outros, enquanto alguns estão profundamente conscientes das necessidades emocionais dos outros e menos de suas próprias. Onde quer que você se encontre com essas habilidades de inteligência emocional, saiba que, em graus variados, você pode desenvolvê-las com intenção e prática.

Você pode estar mais sintonizado com as emoções em alguns ambientes do que em outros. Se você se imergiu no trabalho, pode ser muito habilidoso em captar nuances no local, mas estar menos consciente das reações emocionais no campo romântico. Se passou muito tempo com crianças, é capaz de estar muito ciente das maneiras pelas quais os jovens expressam seus sentimentos, mas perde dicas ao interagir com adultos. Existem ainda diferenças culturais e religiosas na expressão emocional.

Estar ciente das experiências emocionais dos outros pode ajudar na construção de relacionamentos, sucesso vocacional e parentalidade. Às vezes, estamos tão presos em nossa própria realidade que perdemos o que está acontecendo com aqueles que nos rodeiam. Reencontrar-se é sobre estar presente, e quando estou presente com vocês, tomo nota do que está lhes acontecendo. Posso entrar em um novo emprego com muita alegria e entusiasmo, mas se eu chegar e sentir muita tensão e esgotamento dos outros, isso é importante para a minha consciência e tomada de decisão nesse espaço. Você pode ter um interesse romântico em alguém, mas é importante reconhecer se há dicas que revelem se a outra parte não se sentem da mesma maneira. Ignorar os sentimentos dos outros pode levar à confusão e à perturbação. Embora consiga continuar coletando informações para entender o que está vendo ou sentindo em uma sala, você não quer descartá-las. Aqueles na jornada de reencontrar-se que são *neurodiversos*[1], como aqueles com autismo ou TDAH, talvez achem essas habilidades desafiadoras, no entanto à medida que você

---

1 N. do T.: O termo *neurodiverso* se refere a todas as composições neurológicas humanas. A neurodiversidade é um conceito registrado pela primeira vez na década de 1990 pela socióloga australiana Judy Singer.

continua a descobrir as pessoas que estão abertas a se comunicar com você e que rejeitam respostas capacitistas ou vergonhosas, você pode começar a notar e entender suas dicas sociais.

Ao voltarmos a casa interior, encorajo-os a fazer uma prática diária de considerar como as pessoas ao seu redor estão se sentindo. Sejam eles amigos, familiares ou colegas de trabalho, sua observação e compaixão podem mudar a interação e talvez até mesmo o relacionamento para melhor.

Denise é uma mulher americana nativa de 54 anos que sofre de depressão e ansiedade. Por causa da gravidade de sua doença mental, ela não consegue trabalhar há mais de um ano. Uma das coisas que ela costumava gostar era o planejamento de eventos. Apesar de seus desafios, ela foi inspirada a organizar um evento na esperança de que isso lhe desse um renovado senso de propósito e possibilidade. Ela pressionou sua angústia para organizar o evento, que correu razoavelmente bem. Apesar do sucesso, ela chegou a uma sessão de terapia muito chateada com um de seus amigos, que em geral era útil, mas a decepcionou. Ela tinha pedido a esta amiga para fazer parte do projeto, porém a amiga disse que não conseguiria. Denise sentia que a amiga estava sendo egoísta, desatenciosa e ingrata. No entanto, com base no que Denise havia compartilhado sobre ela em sessões anteriores, eu disse: "Parece que sua amiga também pode estar deprimida, e ela está realmente com problemas". Denise reconheceu que a amiga já havia compartilhado suas lutas contra a depressão. Sugeri que a possibilidade da falta de participação de sua amiga não tinha nada a ver com Denise ou com o que ela pensa de Denise, mas com seu sentimento muito sobrecarregado. Denise foi capaz de absorver esse feedback e reconhecer que sua interpretação estava baseada mais em si mesma do que na amiga.

Precisamos estar atentos à nossa experiência interna e à vida emocional daqueles que nos rodeiam. Se não formos cuidadosos, podemos permitir que nossas emoções levem a suposições incorretas sobre as intenções de outras pessoas e pensamentos. Seja aberto e curioso sobre a vida emocional dos outros, pois a deles difere da nossa.

Esse processo é complicado pelo fato de que as palavras e ações das pessoas nem sempre correspondem aos seus sentimentos. Por exemplo, quando alguém está quieto, podemos assumir que a pessoa está desinteressada no que está acontecendo, mas ela pode apenas ter ansiedade social e realmente querer se envolver. Reencontrar-se é sobre estar presente para nós mesmos e para os outros de uma forma que dá espaço para o desdobramento de suas histórias e experiências, bem como as nossas.

RELACIONANDO-SE COM A INTELIGÊNCIA EMOCIONAL

Aprender a ler dicas emocionais não pretende ser uma ferramenta de manipulação, mas uma habilidade que nos permite aparecer melhor com compaixão e clareza. Nem todos sairão e dirão que estão tendo um dia difícil, por isso é útil ter uma noção das maneiras pelas quais as pessoas gerenciam emoções difíceis. Você pode navegar melhor em uma conversa se perceber que a outra pessoa está ansiosa, exausta ou até mesmo animada. Às vezes vejo clientes ficarem muito frustrados porque os outros agem ou se sentem diferentes deles. O cliente até dirá: "Bem, se tivesse sido eu, eu teria..." A chave para lembrar é que a outra pessoa não é você. Algumas coisas que são fáceis para você são difíceis para outras pessoas e vice-versa. Se você é uma pessoa assertiva e confiante, pode ficar intrigado com a passividade ou a evitação dos outros. Não faz sentido para voce, porque não é assim que você trabalha. A capacidade de ver o mundo a partir da perspectiva de outra pessoa é importante para entender as experiências dos outros.

Isto é especialmente verdadeiro quando os outros enfrentam estresse, trauma ou desastre. Podemos fazer julgamentos e suposições sobre como as outras pessoas devem lidar, mas todos nós respondemos ao estresse de forma diferente. Alguns se tornam super falantes, outros ficam muito quietos; alguns começam a fazer compras, outros começam a acumular; alguns se voltam para a bebida, outros perdem o apetite. Somos únicos, e convido-os a honrar as maneiras únicas pelas quais as pessoas mostram toda a gama de suas emoções.

Quando não estamos sintonizados com várias expressões emocionais, podemos interpretar mal os outros, criando confusão e decepção na relação.

Queremos aparecer com graça e compaixão uns pelos outros, reconhecendo que não somos clones. Se todos com quem eu interajo tiverem que sentir exatamente o que eu sinto e expressá-lo da maneira que eu o expressaria, eu teria uma experiência de vida muito limitada. Sou grato por ter um círculo diversificado de amigos que se expressam de maneiras diferentes. Essa capacidade emocional é importante não apenas em espaços íntimos, mas ainda no mundo em geral. A inteligência emocional nos capacita a não apagar a nós mesmos ou a humanidade dos outros. A partir deste lugar de consciência, podemos experimentar o lar não só quando estamos sozinhos, ainda mais quando estamos na presença de outros.

DEVER DE CASA

Convido você a escrever um diário ou conversar com um amigo sobre como você expressa sua alegria, raiva, tristeza e ansiedade. Você sente isso em seu corpo, fica quieto, busca se entorpecer, ou começa a se isolar e se desconectar das pessoas? Veja se sua família ou seus amigos notaram algo sobre como você expressa suas emoções que não estava ciente. Depois de escrever ou compartilhar com um amigo sobre si mesmo, considere a mesma pergunta para as duas pessoas mais próximas a você. Como você sabe quando eles estão tendo uma reação emocional a algo? O rosto deles muda? Eles dizem o que sentem? Eles riem nervosos? A consciência das emoções e a capacidade de expressá-las nos aproxima da vida autêntica, mais perto de estar em nossa casa interior e com os outros.

Convido sua alma a dizer ao seu coração, sua mente, seu corpo e espírito: "Bem-vindo ao lar."

CAPÍTULO SEIS
CUIDADO COMUNITÁRIO E AUTOCUIDADO

À medida que voltamos a nossa casa interior, reconhecemos nosso papel na jornada, bem como o impacto que sistemas, instituições e comunidade têm em nossa saúde e nosso bem-estar. Se você está sendo mal pago e, como resultado, não pode se dar ao luxo de viver em um bairro seguro ou fornecer creches de qualidade para seus filhos, você precisará de mais do que um banho de espuma e velas para esta jornada. Convido-nos coletivamente a considerar como votamos, defendemos, organizamos e cuidamos de nossas comunidades de uma maneira que permita aos outros viajarem para a casa interior deles. Se apoiarmos políticos e políticas que criem bloqueios na jornada de volta a casa interior dos outros, somos parte do problema. Em vez disso, devemos estar atentos ao impacto que nossas decisões sociais, políticas, econômicas e até espirituais têm sobre o bem-estar dos *colegas de jornada* que tentam voltar para sua casa interior.

Cuidar dos outros, seja na forma de votar em líderes cívicos ou se oferecer para executar uma tarefa para um vizinho, está intricadamente ligado ao cuidado de si mesmo — fomos feitos para viver em comunidade e precisamos uns dos outros. Um aspecto importante do autocuidado é cultivar uma comunidade que se apoie de maneira mútua. Nas sessões de aconselhamento, uso uma metáfora do Antigo Testamento e da Torá para descrever os relacionamentos que temos com nossas comunidades. Esses textos antigos oferecem descrições detalhadas de um templo que tinha um pátio interno e um externo. Seu círculo de relacionamento mais próximo é como um pátio interno, enquanto relacionamentos mais periféricos ocupam o externo. Algumas pessoas precisam permanecer em nosso pátio externo como conhecidos, enquanto outras são trazidas para o interno de nossa vida, à medida que crescemos em intimidade, confiança e compartilhamento mais profundos com elas. Estar atento a quem você traz ou mantém em seu pátio interior pode ser vital para sua jornada, pois algumas naves de relacionamento estão curando e o aproximam de casa, enquanto outras podem afastá-lo de si mesmo. Considere quem está atualmente em seu pátio interno e o nível de cuidado mútuo fornecido entre vocês. Estabeleça uma intenção de reciprocidade construindo e sustentando amizades nutritivas, relacionamentos que não são unilaterais, mas aqueles em que dá e recebe. Você merece receber cuidados de si mesmo e dos outros. Lembrar-se disso irá sustentá-lo na jornada de volta para casa interior.

Psicólogos comunitários, psicólogos negros e psicólogos da libertação falam sobre como a noção de autocuidado é muito limitada, porque muitas vezes direta ou indiretamente coloca a única responsabilidade pelo bem-estar pessoal em um indivíduo quando operamos como um coletivo. Pode ser uma forma de opressão quando profissionais de saúde mental, líderes religiosos e membros da comunidade veem você com problemas, mas ignoram todas as barreiras, estigma e discriminação que enfrenta, apenas por concluir que você precisa fazer melhor. Dar e receber cuidados, por oposição à mentalidade de que cada pessoa tem de enfrentar os desafios da vida individualmente, é um aspecto fundamental do cuidado comunitário.

Queremos nos abrir para o cuidado comunitário e o autocuidado, em vez de escolher entre eles. Queremos cultivar relacionamentos saudáveis e o apoio da comunidade, ao mesmo tempo em que priorizamos nossas necessidades pessoais. Eu *não* esperarei que outras pessoas me deem permissão para me nutrir, porém vou procurar a comunidade que é nutritiva. É uma coisa linda quando se é capaz de criar essa comunidade. Alguns de vocês podem não ter essas conexões saudáveis ainda, mas às vezes também precisamos aprender a receber apoio quando ele aparece. Se reparar a sua volta, pode ter havido momentos em que as pessoas estavam dispostas a ajudá-lo, mas você não queria aparentar ser fraco ou que eles soubessem que você precisava de ajuda. O ego e o orgulho nos impedirão de aceitar o apoio de nossa comunidade, nesse caso para voltar a nossa casa interior, precisamos deixar o ego de lado e começar a receber.

Eu ainda tenho problemas para aceitar ajuda. Há cerca de oito anos, eu estava programada para fazer uma apresentação em uma conferência profissional de mulheres no centro de Los Angeles. Fui convidada para falar no lugar de meu reitor na universidade onde lecionava, e a oportunidade foi muito importante para mim. Quando estava prestes a me dirigir à conferência, recebi uma ligação da babá dizendo que ela não poderia comparecer. Minha filha estava na escola, entretanto meu filho ainda era um bebê na época. Entrei em pânico porque senti que era tarde demais para eu cancelar. Imaginei que eles não conseguiriam encontrar um novo palestrante nas próximas horas, portanto decidi pegar meu filho, colocá-lo em um assento do carro e dirigir até o hotel que estava recepcionando a conferência. Quando cheguei ao local, olhei para o meu filho e pensei: "Tudo bem, meu menino, somos eu e você". Eu o tirei do assento do carro e peguei o laptop com minha apresentação em PowerPoint. Eu era a oradora principal, e o salão estava cheio. Quando chegou a hora de subir ao palco, outra mãe perguntou: "Oi, você quer que eu segure seu bebê?" Sem sequer considerar, eu disse: "Não. Não precisa.". Fiquei lá em cima e fiz toda aquela apresentação segurando meu filho. Embora eu fosse capaz de superar, em retrospecto, tive que pensar a respeito do que me impediu de cancelar a presença ou receber ajuda.

Eu não acho que estou sozinha nessa tendência de escolher o modelo de supermulher em vez de permitir que a comunidade me apoie. Parte da jornada para casa é aprender a receber, admitir quando precisamos de apoio e ser gentil com nós mesmos. Duas coisas engraçadas saíram dessa conferência. Logo depois que terminou, outra mulher veio até mim e disse: "Poxa, se eu soubesse que poderíamos trazer nossos filhos, eu teria trazido o meu." Além disso, o fotógrafo da conferência tirou uma foto minha e do meu filho durante a apresentação. Nós dois estávamos vestindo roupas de cor laranja, minha cor favorita, e com a minha permissão, eles acabaram usando a foto na capa da próxima correspondência sobre o equilíbrio entre vida profissional e pessoal para mulheres. Que irônico!

Lembre-se de que, quando a comunidade, o apoio e até mesmo o amor aparecer, esteja aberto a receber. Quando alguém lhe perguntar o que eles podem fazer para ajudar, tente não ser tão rápido em afastá-los, declarando que tem tudo sob controle. Se você está lidando com um colega de trabalho, parceiro ou amigo, permita a mutualidade. Ao dar aos outros, permita que os outros deem a você. Isso significa que podemos procurar maneiras de ser um apoio, defensor e doador para os outros também. Prestemos atenção aos indivíduos ao nosso redor que podem se beneficiar do apoio, além de sistemas e instituições que mantêm barreiras ao bem-estar e precisam ser desmantelados. Coletivamente, podemos mudar a maré e criar espaços de cuidado e justiça. O cuidado comunitário, ou mútuo, fortalece e alimenta a todos nós para a jornada de volta para casa.

AUTOCUIDADO

O autocuidado envolve cuidar de todo o nosso eu: mente, corpo e espírito. É uma abordagem radical da vida, porque muitos de nós, em graus variados, têm vivido desconectados de nós mesmos como resultado da autonegligência ou do autoapagamento. Embora muitos de nós tenhamos experimentado abandono ou negligência por outros, ainda precisamos considerar se negligenciamos ou nos abandonamos de modo físico, emocional ou espiritual. Muitas vezes é mais fácil contar as maneiras pelas quais a família, os amigos ou parceiros nos decepcionaram do que reconhecer como negamos nossas necessidades, nossos sentimentos ou objetivos. Se alguém não aparece para nós, apoia nossos sonhos, entende nossos medos, celebra nossas vitórias, lamenta nossas perdas ou nos dá tempo e atenção, em geral reconhecemos que eles não são bons amigos. No entanto, consideraremos se temos sido um bom amigo para nós mesmos. Temos desonrado nossas necessidades, emoções, nossos sonhos e nossa capacidade? Colocamo-nos em segundo plano enquanto priorizamos as necessidades dos outros? Prejudicamos a nós mesmos ou sabotamos nosso sucesso?

É capaz de encontrarmos todas as razões possíveis para justificar nossa autonegligência, pois existem demandas constantes de nosso tempo e nossa energia. É provável que tenha se negligenciado porque estava cuidando de entes queridos, ou porque sua prioridade era trabalhar horas extras para pagar as contas, ou porque você achava difícil se dar permissão para descansar quando tantos estão sofrendo, então o ativismo ocupa cada centímetro de sua vida. Todas essas coisas são importantes e você também. Sua família, seus amigos, suas contas e sua comunidade são dignos de cuidado assim como você. Se o seu cuidado com os outros o levou a ignorar suas próprias necessidades, esse modo de vida é um perigo para sua saúde. Se todos ao seu redor são apoiados e você está esgotado, algo precisa mudar para que consiga honrar seus valores e suas obrigações sem trair a si mesmo, incluindo sua saúde. A autonegligência é um caminho para a autodestruição, e se o trilhamos, estamos em extrema necessidade de uma mudança de direção. Ler este livro pode ser um alarme, um alerta para você. Talvez seja preciso viajar de volta ao seu "eu" interior. Considere o estado do seu corpo, coração, sua mente e seu espírito.

A jornada para casa interior requer se colocar em sua lista de prioridades. Alguns de vocês podem ter sido criados para acreditar que isso é egoísta. Como afro-americano e cristão, muitas vezes recebi mensagens culturais e religiosas que dizem que preciso sempre colocar os outros em primeiro lugar. As pessoas vão chamá-lo de egocêntrico porque você diz não aos seus pedidos. Alguns até dirão que é pecaminoso ou não cristão fazer do seu bem-estar uma prioridade. Embora os afro-americanos historicamente tenham tido o espaço para curar, respirar e apenas ser negado, é importante que nos honremos com a verdade de que nossa vida, saúde, nosso bem-estar e descanso são importantes. Essa mensagem ainda se aplica a outros grupos marginalizados. Se você faz parte de uma comunidade de fé, convido-o a considerar que observar o sábado, ou descansar enquanto reflete sobre o sagrado, é uma prática espiritual que é tão importante quanto o serviço. De fato, se você considera Jesus um grande mestre ou o Messias, ele demonstrou a importância de ter tempo para descansar e orar. Ele ensinava e curava, e logo seus discípulos se perguntavam para onde ele ia. Ele iria embora para restauração, para que, quando estivesse presente, pudesse realmente estar presente. Uma escritura até ensina que nosso corpo é um templo. A maioria das tradições de fé assumem a posição de que nosso corpo é sagrado, por isso precisamos contemplar como honramos, cuidamos e restauramos este templo ou, inversamente, como o profanamos, negligenciamos ou desonramos. Que lição importante para aqueles de nós que sempre investem na vida dos outros, mesmo quando o próprio jarro está vazio. Outro valor espiritual que ouvimos ecoar em todas as tradições é amar os outros como amamos a nós mesmos, ou tratar os outros da maneira que queremos ser tratados. Muitas vezes ouvimos isso e nos concentramos em amar e tratar bem os outros, mas negligenciamos a parte do amá-los *como (nós) nos* amamos. Amar e cuidar de si mesmo pode ser um valor espiritual.

Para alguns de vocês, a barreira para o autocuidado talvez não esteja relacionada a tradições culturais ou espirituais, mas sim a uma história de trauma, incluindo a pobreza. Você pode nunca ter vivenciado ou mesmo testemunhado alguém com o luxo da quietude (imobilidade). Mesmo que nunca tenha visto isso modulado, ou uma parte de você ainda se sinta desconfortável em prestar atenção às suas necessidades, eu o encorajo a se tornar mais intencional em nutrir-se de maneira emocional, física e espiritual.

Audre Lorde, escritora e ativista, nos ensinou: "Cuidar de mim mesma não é autoindulgência, é autopreservação, e isso é um ato de guerra política." Peço-lhes que considerem quem e o que lhes ensinou que não eram dignos de tempo e cuidado. Voltar a casa interior pode exigir que você se desprograme dessa mentalidade. Quem é colocado em uma posição que exige apagar a si mesmo? Mulheres, pessoas de cor, membros da comunidade LGBTQ+, pessoas com deficiência e pobres, entre outros. É um ato radical ficar quieto e cuidar de si mesmo em uma sociedade que o bombardeou com mensagens de sua indignidade.

Convido você a considerar:

- De que maneiras você se acomodou em seus afazeres?
- De que maneira você minimizou sua voz e se silenciou?
- Quando você buscou aprovação, afirmação ou atenção de pessoas que exigiam que você fosse alguém que não é?
- Como você se abandonou em espaços de trabalho ou relacionamentos?

Nesta época, a cura e o retorno a casa interior requer reconhecer e recuperar as partes de si mesmo que você abandonou. Foi a sua coragem, a tristeza, a cultura, seu estilo, seus sonhos, sua voz, seu corpo, sua espiritualidade, ternura, ludicidade ou seu fulgor? Seja o que for, volte e recupere você.

O autocuidado não é apenas em relação a como você fala sobre si mesmo, mas ainda como se trata. Você talvez me diga que se sente ótimo, mas como terapeuta, ainda quero saber:

- Como é o seu sono?
- Você cuida dos seus pertences?
- Você pode tolerar ou mesmo desfrutar da solidão?
- Qual tem sido a sua experiência com compulsão alimentar, bebidas e tabagismo esta semana?
- Como são seus relacionamentos amorosos?
- Como você se sente sobre si mesmo na presença da pessoa que chama de seu melhor amigo?
- O que você está fazendo para cultivar seus dons?
- O que você está fazendo para alimentar sua mente e seu espírito?

Quando olho para suas ações, tenho uma noção melhor de como você se sente sobre si mesmo. O amor é um verbo, uma palavra de ação. Questionamos aqueles que nos dizem que nos amam, mas não agem assim. Encorajo-o a fazer uma pausa sagrada e dizer a si mesmo: "Qual é a verdade revelada pela forma como me trato, em como honro ou desonro a mim mesmo?" Se formos honestos, muitos de nós diriam: "Preciso me dedicar para me amar mais. Preciso me dedicar para me priorizar." Fazer essa declaração não é egoísta. Honra a sacralidade de sua vida. Você é uma alma preciosa que merece cuidado, descanso, amor e carinho. Eu sei que é capaz de ter recebido mensagens diferentes de outras pessoas, mas espero que uma parte de você possa acreditar nessa verdade hoje.

Você foi feito à imagem e semelhança do Criador do Universo. Quando acreditamos nisso piamente, começamos a agir de maneiras que honram nossa identidade sagrada. À medida que você ajusta a forma como se vê, muitas outras coisas começarão a mudar também. Quando você começa a aceitar e celebrar a si mesmo, algumas decisões pelas quais você batalhou se tornam bastante claras. Quando o seu bem-estar é uma prioridade, algumas coisas se tornarão intoleráveis, inaceitáveis. Quando você entra em contato com o que sente e sabe, pode consultar os outros, mas não precisará deles para tomar todas as suas decisões por você. À medida que você se nutre, ganhará mais clareza e isso é libertador. Quando eu negligencio a mim mesmo, não sei o que preciso, sinto ou penso, então confio em outras pessoas para me dizer. Eu quero que saiba que há sabedoria dentro de você. Ao voltar para a casa interior, você pode ouvir e honrar mais claramente a sua voz.

Aborde o autocuidado com amor e ternura. É mais do que um dever ou uma obrigação; é uma honra. Então, com isso em mente, o que tem feito por você ultimamente? Neste momento, não estou falando se alguém ligou para você ou está lhe cuidando. O cuidado comunitário é importante, assim como a necessidade de se alimentar. Algumas pessoas argumentaram que não precisamos de autocuidado, apenas de cuidados comunitários, porém eu discordo. Sim, devemos criar comunidades, políticas e relacionamentos de apoio, como mencionado no início do capítulo, mas ainda devemos estender a bondade amorosa a nós mesmos.

Se estou vivo apenas na presença e no olhar do outro, estou distante de mim mesmo. Haverá épocas em que os outros não estarão presentes, ou quando estiverem presentes, no entanto ainda estaríamos ausentes de nós mesmos. Na jornada para casa, nos afastamos da autonegligência e da desconexão de nosso corpo, coração, nossa mente e nosso espírito. Estabelecemos a intenção de estar em casa em nossa própria pele e até mesmo em nossa alma.

Alguns de nós estiveram tão ocupados e distraídos que perdemos de vista a nós mesmos. Se é você, pode ser difícil ficar quieto. Pode ser difícil suportar a situação. Se eu estiver quieto e em silêncio, talvez eu tenha que enfrentar algumas verdades das quais eu tenho fugido. Se estiver quieto e em silêncio, talvez eu tenha que ver as partes da minha vida que saíram dos trilhos. Lágrimas podem vir. Raiva e descontentamento podem vir à tona se eu parar de correr e me sentar com a verdade. Posso até me descontrolar. Muitos de nós vivem uma vida regrada, rígida e controlada, com medo à tona. Há algumas coisas que preferimos não saber. Algumas coisas são difíceis de enfrentar. Sua decisão de pegar este livro é uma resposta a um convite divino, um convite para voltar a casa interior. É uma decisão dizer não à distração e dizer sim a si mesmo, sim à verdade e à cura. Há quanto tempo você está entorpecido, ocupado, distraído, desconectado? Semanas, meses, anos, uma vida? Por mais longo que tenha sido, fico feliz que você esteja aqui. Você honra a sacralidade de sua vida escolhendo apresentar-se na verdade:

- Você é digno de cuidado
- Você é merecedor de amor-próprio
- Você precisa de nutrição não apenas dos outros, mas de si mesmo
- Você pode optar por aceitar a si mesmo, mesmo quando há aspectos que você ainda está trabalhando para melhorar

À medida que você escolhe amar, nutrir e aceitar a si mesmo, muitos outros aspectos de sua vida começarão a se alinhar ou desaparecer. Circunstâncias e relacionamentos se alinharão com sua verdadeira identidade, ou eles podem desaparecer, e então qualquer um deles estará bem. Qualquer coisa que não possa afirmar e se alinhar com seus valores precisa desaparecer. À medida que as pessoas voltam para sua casa interior, elas talvez comecem a dizer a si mesmas a verdade sobre sua carreira, as organizações às quais dedicam seu tempo e até mesmo suas amizades. Você toma a decisão de viver a verdade e não uma mentira. Você toma a decisão de não se enganar mais.

Esses momentos de despertar e transição podem ser desafiadores, mas libertadores. Como professora em um programa de pós-graduação em psicologia, ensino estudantes de pós-graduação com mais de 35 anos quando chegam à verdade de que sempre quiseram ser terapeutas, mas tinham medo. Não é tarde demais para uma segunda ou mesmo terceira carreira. Eles vêm com experiência de vida e paixão pelo trabalho. Ainda não é tarde demais para ser quem você é. Eu trabalho com clientes que chegam à conclusão de que há muito negam o fato de que certas pessoas não são realmente seus amigos.

As ações desses falsos amigos confirmaram esse fato por anos, mas a verdade era difícil de aceitar. Quando você desperta para valorizar seus sentimentos e suas necessidades, seus círculos de amizade mudam. Ao voltar a casa interior, esteja preparado para que algumas coisas desapareçam, mudem ou cheguem. A verdade é um repelente e um ímã.

AUTOCUIDADO FÍSICO

Convido você a pensar em maneiras de cuidar de si mesmo fisicamente. Por exemplo, você talvez pense no que come como uma prática de autocuidado, escolhendo alimentos nutritivos e bebendo muita água. Do mesmo modo, você pensa em exercício, movendo seu corpo, como uma forma de cuidado. O exercício pode ser preventivo e corretivo. Se você vive com diabetes, obesidade ou pressão alta, adicionar exercícios à sua vida, além de abordar o estresse e sua dieta, talvez seja muito importante. Mesmo aqueles que não têm doenças crônicas se beneficiam de mover seus corpos, o que os profissionais de saúde mental chamam de *cura incorporada* ou *cura somática* (da palavra grega *soma*, que significa o corpo). Em vez de pensar no exercício como uma tarefa temida, explore diferentes maneiras de mover seu corpo até encontrar uma que se sinta agradável para você: seja caminhar, andar de bicicleta, dançar, ioga, esportes em grupo ou até mesmo artes marciais. Algumas partes da nossa cura não vêm apenas da terapia da conversa. Nosso corpo mantém estresse, memória e até trauma, e à medida que os movemos, começamos a nos conectar com essas experiências, curar e liberar.

Outro aspecto do autocuidado físico é ir para exames regulares e visitar o médico quando notamos sintomas, em vez de esperar até que seja uma emergência. Eu sei que alguns de nós enfrentam barreiras em torno de finanças e seguros, porém se é viável para você consultar um médico, ir regularmente é importante. Houve casos de discriminação nas práticas médicas, por isso, se teve uma experiência ruim no consultório do seu médico, eu o encorajo a procurar outra instalação com profissionais mais atenciosos, competentes e respeitosos. Assim como cuidamos de nós mesmos fisicamente, acompanhando a nossa higiene, que eu entendo ser bastante desafiadora para aqueles que vivem com depressão. No entanto, quaisquer medidas que você possa tomar para se cuidar e nutrir resultam em levantar um pouco do intenso desespero que você sente. Isso talvez envolva as tarefas diárias de tomar banho, escovar os dentes e trocar de roupa, bem como lavar e estilizar o cabelo, usar roupas que façam você se sentir bem, fazer as unhas ou receber uma massagem. Algumas pessoas pensam que essas atividades são superficiais, mas de acordo com psicólogos comportamentais, essas ações de afirmação da vida podem ter um efeito cascata em nossa mente e nossas emoções. Algumas pessoas ainda tentarão motivá-lo a fazer essas coisas para manter o interesse do seu parceiro ou atrair um, porém eu o encorajaria a cuidar de si mesmo para o seu próprio bem, e não para o de outras pessoas. Se você tem um parceiro ou não, se você quer um parceiro ou não, você é merecedor de cuidado. Quando você cuida de si mesmo, começa a se sentir melhor e a se movimentar com mais confiança e um senso mais claro de propósito. Esta não é uma performance, mas um despertar para a sua dignidade e sacralidade como ser humano.

Estêvão era um cliente latino de 26 anos que veio para a terapia com tristeza severa. Seu pai havia morrido de câncer quando ele era jovem. Embora ele se destacasse academicamente, sofria emocional e socialmente. Ele estava funcionando em termos de suas obrigações profissionais, mas não estava tomando banho regularmente. Eu disse a ele que era possível continuar a esperar até que ele se sentisse melhor para tomar banho, ou ele poderia começar a tomar banho e ver se isso o ajudava a se sentir melhor. Ele talvez considerasse seu sofrimento visível como um tributo a seu pai, uma maneira de deixar o mundo saber que seu pai era importante e que a vida de Estêvão seria mudada para sempre pela ausência do pai, ou poderíamos explorar outras maneiras de ele honrar a vida de seu pai. Quando Estêvão chegou para sua próxima sessão, ele havia tomado banho, lavado o cabelo e trocado de roupa. Havia uma melhora em seu humor, e as pessoas começaram a responder a ele de forma diferente. Isso não quer dizer que a dor tenha desaparecido, mas Estêvão estava mais próximo de escolher viver, de aparecer para a vida, mesmo ao lamentar a morte de seu pai.

Convido-os a tirar quaisquer condições da vontade de amar e nutrir. Alguns de vocês seriam capazes de esperar até se formar, encontrar um parceiro, ganhar uma certa quantia de dinheiro ou perder uma certa quantidade de peso. Você consegue se comprometer a tentar amar a si mesmo no estado em que está agora, com seu peso atual, status de relacionamento e finanças, e com ou sem a aceitação de sua família ou um diploma específico?

CUIDADOS FÍSICOS E PSICOLÓGICOS

Agora veremos como você pode cuidar do coração e da mente. O autocuidado emocional pode envolver o abandono de hábitos e relacionamentos tóxicos. Embora muitas fontes de estresse estejam além do nosso controle, podemos liberar algumas delas. Por exemplo, você não consegue controlar como os membros da família ou colegas agem, no entanto, muitas vezes você pode decidir quanto tempo dispensa com eles e como responde. Às vezes, criamos estresse para nós mesmos, esperando que as pessoas sejam diferentes de quem elas são, ou assumimos demais porque não nos sentimos confortáveis em estabelecer limites e dizer não. Quando nos aquiescemos demais, nos esforçamos e acabamos ficando ressentidos, exaustos e esgotados. Aumentamos nosso estresse quando escolhemos passar tempo com pessoas que nos fazem sentir pior em relação a nós mesmos. Sabemos que algumas pessoas não serão gentis conosco com base em nossa história com elas, mesmo assim continuamos a dar-lhes acesso ilimitado ao nosso tempo, à nossa energia e autoestima. Então ficamos chocados quando elas continuam a ser indelicadas. É capaz de decidir hoje não ficar mais chocado com pessoas que são consistentes em sua desconsideração por você? Pode ser decepcionante reconhecer a verdade, mas como a Dra. Maya Angelou disse: "Quando alguém mostra quem é, acredite neles pela primeira vez." O autocuidado emocional envolve tomar a sua autoestima fora das mãos de quem não se importa com você. Se alguém o despreza, dê a si mesmo o dom de não esperar por seu amor antes que possa se amar.

Você tem potencial de estender o cuidado emocional para si mesmo, tomando decisões nutritivas e sábias sobre onde dispensar seu tempo, sua energia, seu esforço e sua estima, porque eles são valiosos. Você pode honrar e proteger a si mesmo estabelecendo limites de maneiras que afirmem seu bem-estar. Convido-o a pensar em todas as maneiras de reordenar sua vida, incluindo expectativas, agenda e amizades — para diminuir seu estresse. Considere deixar o trabalho mais cedo, interromper os padrões de procrastinação e reconhecer a verdade a respeito das pessoas em sua família e seus círculos de amizade.

É possível fornecer cuidados psicológicos para si mesmo, buscando terapia e outros caminhos ou práticas de cura, como escrever um diário, envolver-se em hobbies e alimentar sua mente com conhecimento edificante. Passar tempo em espaços de afirmação é bom para sua saúde mental. Nutrir-se não é uma perda de tempo, porque você não é uma perda de tempo. Pense em maneiras pelas quais você está disposto a se comprometer a nutrir seu coração e sua mente nesta época de sua vida.

CUIDADOS COM A ALMA: AUTOCUIDADO ESPIRITUAL

Eu estava me reunindo com Heather, uma estudante de pós-graduação afro-americana de 25 anos de idade. Durante nossa sessão, ela compartilhou o papel que a fé desempenhou em sua vida. Ela havia crescido na igreja, embora no momento não pertença a uma. No final da sessão, perguntei se ela queria orar junto comigo. Alguns clientes gostam de integrar sua fé em suas sessões e outros não. Ela indicou que gostaria disso, então oramos juntas e, ao término, quando levantei a cabeça e abri os olhos, vi que ela chorava e se balançava para frente e para trás. Ela disse: "Muito obrigada. Eu não tenho ninguém orando comigo desde que minha avó morreu. Não sabia o quanto eu sentia falta disso."

Em um nível profundo, há uma essência em quem você é muito maior do que a soma total de suas experiências. Você tem um espírito e uma alma. Talvez consiga passar um tempo espiritualmente edificando e nutrindo-se para que possa ir além das ações de viver para enfim ganhar vida. Eu tenho um discurso oral que diz: *"Por que andar quando você pode voar?* Por que andar quando você pode voar? O que está fazendo de joelhos, arrastando as asas?" Sua alma tem a capacidade de alçar voo. Você tem dons espirituais e, na verdade, é muito talentoso para ficar entediado. Os dons espirituais incluem, mas não se limitam à sabedoria e ao discernimento, à fé, cura, ao ensino, à doação, liderança e ao serviço. Se está entediado, isso significa que alguns de seus dons espirituais estão adormecidos. Há camadas ricas dentro de cada um de nós, e quando você se torna consciente de tudo o que está aí dentro, tesouros escondidos sobem à superfície. O estresse e trauma da vida podem tê-lo impedido de ver a recompensa dentro de você e talvez até tê-lo convencido de que é uma casca vazia. Há uma parte de você que estaria se negligenciando; é possível que nunca tenha sido apresentado ao seu espírito ou pode tê-lo perdido de vista, mas é importante. Seu espírito é uma parte de você e neste retorno ao lar, não queremos deixar abandonar nenhuma parte nossa. Uma parte de sua volta para casa está despertando seu espírito, ou como dizemos em minha tradição de fé, "desperte os dons". Seus dons espirituais talvez estejam adormecidos por um longo tempo, mas há mais para você do que seu corpo, sua saúde mental e até mesmo seu coração. Podemos pensar no cuidado da alma como ativando o seu espírito, despertar e elevar sua consciência é o caminho para o bem-estar holístico.

Como você desperta espiritualmente? Como você se conecta com seus dons espirituais? Você começa dispensando tempo em meditação ou oração. Quem sabe ler textos sagrados, envolver-se com as artes, perseguir seu propósito, alinhar sua vida com seus valores e utilizar seus dons espirituais. Nem todos têm os *dons*, mas todos têm ao menos *um* dom. Comece a utilizar seus dons como uma maneira de nutrir-se para que não esteja mais se restringindo, mas vivendo a vida em fluxo e alinhamento com quem você é e quais dons carrega. Além disso, uma parte do cuidado da alma é usar a sabedoria na seleção de comunidades espirituais que nutrem sua alma. Se o objetivo de sua tradição espiritual é o amor e a conexão, porém sua comunidade deixa você se sentindo rejeitado e desconectado, este pode não ser um lugar de crescimento e cura para você. Todas as comunidades são compostas por pessoas defeituosas, de modo que o objetivo não é a perfeição, mas uma comunidade na qual haja honestidade, responsabilidade, segurança, afirmação e crescimento. Uma parte do cuidado da sua alma pode envolver deixar ou transformar uma comunidade, ou encontrar novos lugares onde sua alma é alimentada e onde você ainda consegue ajudar os outros. Se você foi ferido em uma comunidade espiritual ou religiosa, o cuidado da alma pode significar afastar-se dela por um período enquanto se cura e, enfim, decidir se está aberto a explorar espaços diferentes e mais seguros. É importante saber que uma tradição não tem o monopólio de danos ou práticas abusivas. Pessoas foram feridas em templos, igrejas, mesquitas, centros espirituais, grupos de meditação e aulas de ioga. Todavia, se você está buscando uma comunidade, olhe para as palavras e ações dos líderes, professores e membros e preste atenção em como seu espírito se sente quando está presente e quando você sai. O objetivo do cuidado da alma é ser nutrido, edificado, renovado, iluminado e amado.

BLOQUEIOS AO AUTOCUIDADO

Existem inúmeras maneiras de se envolver no autocuidado, seja elas andando na natureza, soprando bolhas, brincando com crianças, criando belas artes, cozinhando uma refeição saudável ou passando tempo com amigos e familiares. Como os livros a respeito de gerenciamento de tempo lhe dirão, as pessoas reservam tempo para o que é importante para elas. Como psicóloga e pastora, eu adoraria que você considerasse o quanto é importante para si mesmo. Acredita que é digno de cuidado? Para alguns de vocês, a questão mais profunda não é que não saibam como se exercitar o autocuidado ou não tem tempo, no entanto em algum lugar ao longo do caminho você passou a acreditar que não merecia cuidado. É passível de ter recebido a mensagem de que suas necessidades não são importantes ou que seria uma pessoa melhor se não tivesse nenhuma necessidade. Reserve um momento para considerar as experiências e as pessoas que fizeram você se sentir assim. Pense em quem você acredita ser merecedor de cuidado e como aborda suas necessidades, seja seu parceiro, filhos ou amigos. Em seguida, considere como sua vida seria diferente se você amasse, estimasse, honrasse, aceitasse e valorizasse a si mesmo. Não precisa gostar de tudo a seu respeito para cuidar de si mesmo. Somos obras em processo, mas a exigência de cuidado não deve ser a perfeição.

Para a jornada para casa, supere os sentimentos de indignidade para que você consiga alimentar com regularidade seu espírito, protegendo sua saúde mental e nutrindo seu corpo. Convido-o a fazer do seu bem-estar uma prioridade e não mais dar o seu tempo e sua energia em totalidade. Convido-o a reprogramar a mentalidade que lhe ensinou que o tempo de se proteger era errado. À medida que você desenvolve um apetite saudável por seu crescimento e bem-estar, ficará mais fácil dizer não a solicitações que não se alinham com seus valores. Quanto mais você disser não a essas coisas, mais espaço terá em sua vida para as coisas que o alimentam, crescem e libertam para ser quem é em plenitude. Alguns desses *sim* não são só para obrigações; guarde um sim para um cochilo, uma caminhada, um longo banho ou um show engraçado. Reserve um sim para escrever no diário, meditar, nutrir seus relacionamentos e ouvir música.

DEVER DE CASA

Há alguns anos, eu era a psicóloga no programa de TV da Oprah Winfrey, Chad Loves Michelle, com a capelã esportiva Chad Johnson e a cantora do Destiny's Child, Michelle Williams. Em uma de suas sessões de casal, dei-lhes uma tarefa de casa para escrever votos para si mesmas. Gostaria de oferecer essa lição de casa a você neste capítulo. Muitos estão esperando para que outros façam ou honrem promessas feitas a nós. Ao considerar sua jornada para casa, você deve assumir alguns compromissos consigo mesmo. É tradicional quando as pessoas se casam, prometerem amar umas às outras na saúde e na doença, na riqueza ou na pobreza, na alegria ou na tristeza. Eles prometem honrar e valorizar uns aos outros acima de qualquer outra pessoa até que a morte os separe. Quais são algumas das promessas que você quer fazer a si mesmo daqui para frente e para o resto de sua vida? Consegue se comprometer a amar a si mesmo no sucesso e no fracasso, independentemente do tamanho e da forma do seu corpo, se você está em um relacionamento ou solteiro, quando aqueles ao seu redor o celebram e quando o rejeitam? É capaz de se comprometer a não apagar ou abandonar a si mesmo em busca da atenção ou aprovação de outra pessoa. Talvez você possa fazer um voto de mostrar compaixão se for demitido ou promovido, quando está no topo das coisas e quando a procrastinação ou depressão o esgotarem. Prometa amar a si mesmo, incluindo raça, gênero, sexualidade, deficiência, renda e idade. Jure amar sua mente, seu coração, corpo e espírito. Você pode fazer um voto sagrado de dar a si mesmo descanso e permissão para ser imperfeito, cansado, oprimido, desapontado e frustrado, bem como alegre, animado e amado. Por fim, você pode querer prometer perdoar a si mesmo e recuperar a sua voz e vida. Antes de passar para o próximo capítulo, convido-o a escrever seus votos e, se tiver um amigo de confiança, convém compartilhar seus votos com ele. Se não, ler seus votos para si mesmo pode ser um ritual sagrado e de cura.

Depois de tudo o que você sobreviveu, que hoje seja o dia em que sua alma diga ao seu coração, à sua mente, ao seu corpo e espírito:

"Bem-vindo ao lar."

CAPÍTULO SETE
DESENVOLVER A AUTOCONFIANÇA

Ao longo da pós-graduação, participei de conferências de psicologia para aprender e interagir com profissionais do ramo. Anualmente, eu olhava, através do programa de conferência, painéis relacionados à saúde mental na África. Estava interessada em psicologia internacional como resultado da minha herança como afro-americana e dos anos que passei na África Ocidental quando adolescente. Em geral haveria um ou dois programas focados na África, muitas vezes presididos pelo Dr. Corann Okorodudu, um psicólogo liberiano-americano. Os programas eram agendados às 8 horas da manhã com frequência, e apenas um punhado de pessoas comparecia. Logo depois que me formei com meu doutorado, vi um anúncio na revista Monitor da Associação Americana de Psicologia (APA, na sigla em inglês) para psicólogos servirem como representantes de saúde mental nas Nações Unidas. Eu era recém-formada, portanto, pensei que minhas chances eram pequenas, no entanto decidi me inscrever de qualquer maneira. Eu pensei que, se eles não me escolhessem como representante principal, ainda poderiam me deixar acompanhar alguém como estagiária. Eu raciocinei que o pior que poderia acontecer era que eles me recusassem. Acreditava que meu compromisso apaixonado com o estudo da África e da Diáspora e minha experiência na Libéria poderia contribuir para o trabalho. Candidatei-me e fui selecionada entre apenas um punhado de representantes. Acontece que a ONU estava prestes a ter uma conferência mundial a respeito da erradicação do racismo, e eu fui a única candidata que mencionou a psicologia do racismo na minha declaração de interesse. Isso foi há cerca de vinte anos, e estou muito feliz por ter tido a confiança para me candidatar. Essa oportunidade abriu muitas portas para que eu me envolvesse em defesa, pesquisa e intervenção internacional. Em 2020, fui homenageada com um prêmio por contribuições internacionais para a psicologia das mulheres e do gênero pela Associação Americana de Psicologia. Se eu tivesse me rendido ao medo de que eu não fosse boa o bastante, teria perdido minha entrada neste trabalho proposital.

À medida que você viaja para a casa interior, sentimentos como insegurança e intimidação podem retardá-lo e fazer com que você passe anos vivendo abaixo do seu potencial. Para alcançar sua capacidade plena, tem que se estender além de seus medos, suas ansiedades e sua insegurança. Quando você não tem confiança, isso diminui sua visão de si mesmo, criando e sustentando mentalidades baseadas na vergonha e tomada de decisão.

Por outro lado, a confiança pode abrir portas para você e capacitá-lo a se mover na direção de seus sonhos. Quando não tem confiança, muitas vezes você se concentra em suas limitações ou contrasta o que você pode fazer com o que outras pessoas são capazes de fazer, mas você tem o potencial de realizar algumas coisas incríveis da mesma maneira que o faz hoje. Mais importante, a confiança permite que você esteja em paz com quem é agora. Convido-os a fazer uma pausa sagrada e pensar sobre o que vocês já superaram e o que sobreviveram. Todas as coisas que você viveu às vezes podem lançar uma sombra sobre sua visão de si mesmo, impedindo-o de ver o que foi necessário para chegar onde está. Lembrar-se do que você já sobreviveu pode inspirá-lo a ter a confiança para enfrentar qualquer montanha, oceano ou desafio à sua frente.

GANHAR CONFIANÇA COM EXPERIÊNCIAS PASSADAS

Quando ficamos intimidados no presente, muitas vezes estamos operando por amnésia. Esquecemos quem somos e o que já passamos. Seja qual for a sua idade, você tem experiências que servem como fonte de confiança. Convido-os a explorar o espírito de sobrevivência em vocês. Aproveite sua resiliência lembrando seu histórico de recuperação após um acidente. Convido-os a aproveitar a sabedoria que carrega, que é demonstrada pela história de caminhar por entre algumas circunstâncias aterrorizantes e sair delas. Se você se lembrar de quem você é e do que passou com clareza, isso lhe dará alguma coragem e confiança.

A confiança que você cultiva em sua jornada de volta a casa interior não aparece do nada. Às vezes, quando as pessoas perguntam como podem se tornar mais confiantes, elas estão esperando algo mágico. Isso não é mágica.

Sua confiança deve estar enraizada na verdade de sua vida. Ela não é construída sobre uma fantasia. O convite de volta para casa é uma oferta para você acreditar no eu que já sobreviveu aos eventos, às épocas e aos anos da sua vida. Convido você a ter confiança em seu espírito, seu coração e sua mente com base em seu histórico. Seu histórico não precisa ser perfeito, na verdade, alguns fracassos nos preparam para sucessos posteriores se tirarmos a sabedoria das experiências. Mesmo que você não tenha experimentado um desafio diretamente, é capaz de ter uma experiência relacionada que pode construir, ou talvez ter servido alguém nessa posição, o que lhe dá uma visão.

O que quer que você tenha vivenciado lhe deu alguns blocos para construção. Os blocos podem ser ásperos, rachados e negligenciados, mas suas mãos não estão vazias. Você não está vazio. Você tem paixão, conhecimento, experiência de vida e a capacidade de sobreviver. Cresceu a partir de sua história, e essa história, com as vitórias e derrotas, tem potencial para lhe dar alguma confiança para enfrentar sua circunstância atual.

Algumas situações podem ter feito com que você duvidasse e julgasse a si mesmo, no entanto, para desenvolver confiança, você precisa reconhecer seus erros e, em seguida, desenvolver algum discernimento sobre o que o levou a um beco sem saída. A maneira como aumenta sua confiança é reconhecendo e entendendo com clareza e compaixão quem você era antes. Com base em sua sabedoria e seu conhecimento sobre o passado, será possível tomar algumas decisões diferentes no futuro. Você pode crescer e mudar em seu presente, em vez de se julgar duramente e permanecer preso em seu passado. Lembre-se de que o fracasso é um evento, não uma identidade. Se você falhou no passado, consegue aprender com isso e levar o aprendizado para o seu futuro. Rejeite a ideia de que as falhas do passado fazem de você um fracasso. Quando você pensa no fracasso como sua identidade, ele o mantém preso. Quando vê o fracasso como um evento, você pode lamentar, dissecá-lo e aprender com ele sem ser definido por ele.

Não estou lhe encorajando a ignorar seu passado, mas a aprender com ele. Por exemplo, se não tem confiança em sua capacidade de ter relacionamentos saudáveis por causa de experiências negativas passadas, então você pode se beneficiar de se perguntar o que estava acontecendo dentro de você e ao seu redor que contribuiu para se engajar em relacionamentos insalubres. Com graça e sem julgamento, considere o que você sabe agora sobre si mesmo e seus relacionamentos que não sabia naquela época. Seu novo discernimento servirá como base para aumentar sua confiança. Desta forma, a confiança não precisa ser baseada no que você já alcançou, mas no que agora percebe que não tinha antes. Você pode passar do julgamento para a sabedoria, retirando lições de feridas, arrependimentos, fracassos e lacunas.

Em vez de se definir pelos momentos em que você ficou aquém, é possível reconhecer as maneiras pelas quais cresceu desde então. Ao olhar para essas temporadas passadas, reflita sobre:

- O que estava sentindo
- O que estava pensando
- Por que você fez a(s) escolha(s) que fez
- Quais experiências anteriores moldaram a forma como você reagiu
- Que inseguranças ou dúvidas influenciaram o seu pensamento
- Como você se viu durante esse tempo
- Quem ou o que fez você sentir que algo era aceitável que agora acredita ser inaceitável
- O que você acertou ou aprecia sobre o seu antigo eu
- O que, caso haja, naquela situação foi uma vitória, um avanço ou um despertar

Sua confiança hoje pode ser baseada, em parte, na percepção que surgiu da avaliação de seus sucessos e seus fracassos, seus ganhos e suas perdas passados. Quando você começa a operar a partir de sua sabedoria arduamente conquistada, impede que seu eu entre em armadilhas como aquelas em que já caiu. Pense em algumas circunstâncias, talvez no trabalho ou com a família, em que uma situação era uma confusão anunciada *e* você participou da confusão. Mas se essa tentação reaparecer, a mesma confusão, você a veria pelo que era e não morderia a isca de novo.

Você consegue ser honesto neste momento e reconhecer que fez algumas coisas, adquiriu hábitos e seguiu caminhos que não foram úteis? Poderia ter estado em relacionamentos que não foram enriquecedores. Portanto, sua confiança não se baseia em ter experienciado uma vida perfeita, mas uma vida cheia de crescimento. Você é capaz de ter confiança com base em suas vitórias, bem como em experienciar uma vida plena que inclui a oportunidade de aprender com seus erros.

> *No início da minha carreira, tive a oportunidade de ir a um programa de televisão em formato de painel. Pouco antes de irmos ao ar, o produtor saiu para dar um discurso de motivação. Ele disse que gostavam que o show fosse empolgante e não queriam um espetáculo morto, assim se alguém apresentasse um argumento interessante e tivéssemos um pensamento relacionado, ele nos convidaria a ir lá e manter nossa energia fluindo. Sendo a pessoa agradável que eu era naquele momento da minha vida, levei essas instruções a sério. Eu mergulhei nos comentários das pessoas. Coloquei todas as minhas observações com o máximo de animação. Fiz o que me disseram.*
> *Agi bem, certo? Errado. Quando assisti ao programa, não gostei da Thema que apareceu naquele dia. Ninguém que assistiu ao programa ouviu essas instruções do produtor. Eles apenas viram os conferencistas. Parecíamos rudes, exagerados e ridículos. Fiquei desapontada comigo mesma por morder a isca e me comportar de uma maneira que não era consistente com meus valores ou minha personalidade.*

A grande coisa sobre a vida é que às vezes você recebe uma segunda chance, que eu gosto de chamar de um "reteste divino". Alguns anos depois, fui convidada para outro painel onde todos os convidados eram advogados e eu era a única psicóloga. O produtor desse programa me puxou de lado antes da gravação e praticamente tivemos a mesma conversa de motivação. Desta vez, eu não escutei. Eu falei e apareci de uma forma que foi consistente com quem eu sou e como eu transpareço em outros espaços da minha vida. Eu não estava preocupada com a opinião do produtor sobre mim. Estava comprometida em honrar a verdade de quem eu sou. Eu não era a convidada mais dramática, mas fui convidada a voltar várias vezes. Mesmo que eu nunca tivesse sido convidada de volta, ser eu mesma foi uma vitória. Eu tinha a confiança para aprender com o passado e escolher minha sabedoria interior no presente.

Embora o sucesso passado possa construir sua confiança, também há algo a ser ganho com nossos erros. Talvez seja por isso que muitas pessoas em recuperação de drogas e álcool preferem ter um patrocinador: alguém que orienta uma pessoa mais nova para o processo de recuperação. Da mesma forma, algumas pessoas que tiveram relacionamentos que não deram certo podem compartilhar a sabedoria adquirida com essas experiências. Algumas pessoas que lutaram contra condições de saúde ou dificuldades financeiras podem fornecer informações que aqueles que tiveram saúde e uma pontuação de crédito perfeitas podem não ter.

Desenvolver confiança a partir do passado requer que vejamos e falemos a verdade. Alguns anos atrás, encontrei uma mulher que conheço com sua filha adolescente. Elas haviam se mudado recentemente de um abrigo de violência doméstica e estavam alugando um quarto em uma casa. A mulher compartilhou com animação que ela tinha um novo homem em sua vida. Ela estava radiante, mas sua filha, que estava atrás dela, sorria com sarcasmo, revirando os olhos e abanava a cabeça. A mulher estava me dizendo com entusiasmo que conhecia o homem do ensino médio e havia se reconectado com ele online. Ela disse que ele voltaria para casa no próximo ano, então perguntei se ele estava no exército. Ela disse que não, ele estava preso. Ela foi rápida em me dizer o quão espiritual ele era e como ela tinha certeza de que eu iria gostar dele. A filha ficou atrás dela, desviando o olhar da mãe e olhando para mim como se dissesse: "Consegue acreditar nisso?" Perguntei a respeito da acusação pela qual ele estava cumprindo pena, e ela disse que era por tentativa de assassinato da namorada, porém bem rápido explicou que ele puxou a arma apenas porque a pegou o traindo. Quando comecei a conversar com a mãe sobre como ela merece paz e segurança, lembrei-me de uma outra realidade. Enquanto a mãe ainda não podia ver como estava se afundando, a filha, que tinha menos de 16 anos, podia enxergar com bastante clareza. A verdade é que parte da confiança e sabedoria que temos não vem apenas de vivências diretas, mas ainda do que testemunhamos. Essa menina já havia testemunhado a violência que as levou a um abrigo, e agora ela tinha a confiança e a clareza para saber quando estava olhando para uma encrenca, mesmo quando a mãe estava em negação. Ao olhar para trás em sua vida, talvez alguma confiança tenha vindo não apenas do que você sobreviveu de forma direta, mas também do que viu. Que você seja capacitado por essas experiências, em vez de acreditar que elas criam limites quanto ao que é possível para você. Há crescimento além do seu passado, e até mesmo crescer a partir da vida daqueles que o criaram.

AUTOCOMPAIXÃO POR RECOMEÇOS

Eu digo aos meus alunos de pós-graduação que desejam se tornar psicólogos que, quando eles começam a atender, a maioria dos locais de estágio é bem protetora com eles e os clientes. Com frequência são atribuídos a clientes que são considerados "muito operacional" cujos desafios estão relacionados ao dia a dia, fontes de estresse ou problemas de relacionamento, porém não estão em uma crise atual. Foi assim que o meu treinamento começou. Meus clientes tinham trauma passado ou estresse atual, mas, no geral, eles eram considerados uma boa combinação para um clínico em residência. Quando deixei minha residência de pós-graduação e me mudei para Boston para o meu estágio, fiquei surpresa quando recebi meu primeiro cliente vivendo com esquizofrenia, meu primeiro cliente que era ativamente suicida e meu primeiro cliente que estava vivendo com transtorno dissociativo de identidade. Estava insegura, era compreensível, porque esses eram novos desafios. Eu tinha medo de dizer ou fazer a coisa errada. Fiquei intimidada e sem confiança. Abordar esse trabalho com humildade foi importante, pois a vida das pessoas e a saúde mental são importantes e precisam ser honradas e cuidadas com adequação. Agora que passei duas décadas no campo, quando as pessoas vêm a mim com diversas questões e condições, não me sinto mais intimidada, no entanto permaneço humilde pela disposição das pessoas de me permitir viajar com elas em sua cura e seu crescimento. Como tenho mais experiência, posso entender o que vejo quando estou trabalhando com clientes e, como resultado, tenho mais confiança sobre o que podemos realizar juntos.

Eu compartilho essa história porque às vezes você pode se sentir mal por falta de confiança, mas eu quero convidá-lo a ser gentil a respeito do que não sabe. Caso seja novo em uma carreira, paternidade ou um relacionamento, dê a si mesmo compaixão à medida que cresce e aprende. Se você está se comparando com pessoas que têm mais experiência, está se preparando para a frustração e a insegurança. Em vez disso, seja paciente consigo mesmo e defina expectativas realistas para onde você está em sua jornada. Quando você nunca fez algo antes ou não o fez por muito tempo, precisa permitir dores de crescimento, o desconforto do ajuste e a estranheza que vem com a novidade.

Uma experiência também é nova se você estiver tentando abordá-la de uma maneira mais saudável do que antes. Por exemplo, se você está tentando o amor sem defensiva e intimidade sem intoxicação pela primeira vez, ou mesmo abrindo um negócio depois de anos trabalhando para outras pessoas, dê a si mesmo espaço para o crescimento. No início, é bem provável que você sentirá ansiedade e insegurança, porém não recue apenas por estar nervoso. Permita-se seguir em frente, porque às vezes você tem que prosseguir, apesar de estar com medo. Você ganha confiança e experiência agindo mesmo quando está intimidado. Seria capaz de se comprometer hoje a superar sua insegurança? Com o tempo e a experiência, seu conhecimento e sabedoria crescerão. Novos começos geralmente estão cheios do desconhecido e do desconfortável, mas isso *não* é um sinal de que você é incapaz.

Estar em um novo ambiente, seja física ou psicologicamente, é difícil para muitos de nós. O desconhecido pode trazer à tona medos de estar fora de controle. Pode ser mais fácil ser o especialista, mas ser um iniciante pode ser revigorante e emocionante. Se você conseguir liberar a necessidade de estar no controle, parecer saber tudo ou ser o líder, poderá experimentar a alegria de aprender e crescer em confiança ao longo do tempo.

Desenvolver sua confiança requer uma vontade de estar em alguns espaços onde você não é o especialista, mas onde é receptivo ao aprendizado. Você pode pensar que a confiança é em relação à autoridade e ter todas as respostas, todavia aumentar sua confiança exige que você tolere ser um recém-chegado. Apenas continue forçando a sua insegurança e continue aprendendo. À medida que você continua a ganhar experiência, a confiança crescerá. Muitas vezes, queremos confiança instantânea, algo que emerge da noite para o dia com um mantra, um exercício de pasta de trabalho, um pronunciamento de um guru. Alguns espaços espirituais lhe dirão para se virar três vezes, e alguns intelectuais lhe dirão para ler um livro específico. Mas eu lhes ofereço a verdade. A confiança autêntica não é instantânea. Pode crescer ao longo do tempo. Quanto mais você se envolve na vida, em especial na área de sua insegurança, mais sua confiança é desenvolvida. Ainda é importante estar consciente do tempo que foi comprometido em detonar a sua confiança. Se você teve uma infância, adolescência e idade adulta em que pessoas e eventos estavam sempre destruindo sua confiança ou mesmo impedindo-a de se desenvolver, sem dúvida será necessário um compromisso ao longo do tempo para restaurá-la.

EXPOSIÇÃO PRECOCE

Para aqueles que são pais, é uma coisa bonita expor seus filhos a experiências afirmativas desde o início, para que eles desenvolvam confiança do começo, antes que possam ser informados de que devem ter medo das coisas. É mais fácil ensinar bebês e crianças pequenas a aprender um novo idioma ou nadar. Quando você aborda a novidade com curiosidade e abertura em vez de insegurança, tem mais confiança para entrar no desconhecido. Embora você não seja mais uma criança, se se permitir aprender e crescer, aumentará sua confiança para tentar coisas novas. O crescimento é um processo e uma jornada, por isso você precisa de confiança para dar um passo de cada vez, confiando que o caminho e o destino são possibilidades reais.

Sua família de origem pode lhe dar uma herança de confiança ou de insegurança. No entanto, mesmo que eles lhe tenham dado o peso da insegurança, isso não significa que você tenha que continuar a carregá-lo. É possível quebrar os ciclos geracionais e optar por não passar essas ansiedades para seus filhos.

Uma amiga minha tinha um medo intenso de cães. Ela sempre aceitou esse medo como parte de sua identidade. Quando criança, ela viu um cachorro atacar um de seus vizinhos. Daquele ponto em diante, sentiu intenso pavor e medo sempre que estava na presença de um cachorro, então ela fez o seu melhor para evitá-los. Porém, uma vez que ela se tornou mãe e viu o quão grave era o medo do seu filho de cães, ela se sentiu horrível. Ela não queria que seu filho fosse controlado por essa trepidação da maneira que ela tinha sido. Começou a trabalhar ativamente para superar suas ansiedades em relação aos cães. À medida que ela superava seu mal-estar, seu filho, seguindo seu exemplo, superou seu desconforto também.

Espero que você esteja atento às inseguranças, aos medos e às dúvidas que lhe são transmitidas direta ou indiretamente. Assim, você começará a distinguir entre o que lhe foi dado e quem é de fato, e diferenciar entre sua ansiedade e sua identidade.

UM PASSO DE CADA VEZ

Josué é um visionário. A cada poucos anos, ele é inspirado a assumir uma grande iniciativa. A visão muitas vezes excede seu orçamento e requer muito trabalho de pessoas que ele não pode pagar. No final do projeto, em geral, fica frustrado. As pessoas que estavam trabalhando com ele estão esgotadas e desaparecem; e o resultado final, embora louvável para os de fora, sempre fica aquém da visão de Josué. De início, Josué era inflexível em termos de sua disposição de adaptar as visões que tinha. Ele via um sonho menor como um fracasso e uma forma de rendição. À medida que começamos a olhar para a realidade prática de como e por que suas visões muitas vezes ficavam aquém, ele começou a ser mais aberto a explorar outras abordagens. Observamos também suas primeiras experiências de vida que lhe deram tanta necessidade de se provar para o mundo e para si mesmo. Com tempo, paciência e discernimento, Josué foi capaz de imaginar um empreendimento que correspondesse ao seu orçamento, seu tempo e seus recursos. Quando ele atingiu esse objetivo, eu o encorajei a resistir à tendência de se concentrar em todas as maneiras pelas quais poderia ter sido melhor e aprender a aproveitar a vitória. Com a autorreflexão, ele foi capaz de ver e apreciar o sucesso, experimentar um impulso autêntico em sua confiança e, em seguida, procurar maneiras de construir a visão para a próxima iteração.

Há momentos em que você tenha sabotado sua confiança, definindo a primeira barra muito alta. Quando se está enfrentando um medo, os psicólogos recomendam a exposição gradual. Talvez queira começar apenas visualizando em sua mente do que você tem medo. Logo você olharia para fotos ou vídeos da fonte do seu medo. Mais tarde, você pode estar apenas na sala com o que teme sem realmente se aproximar dele. Enfim, você trabalha a confiança para acariciar o animal, andar de elevador, pegar o voo ou fazer o discurso na frente de uma audiência.

Talvez se sinta inseguro porque sua tentativa inicial foi um passo dado muito grande. Se você tem medo de água, talvez queira apenas se sentar e olhar para a piscina ou colocar os pés antes de tentar mergulhar e nadar. Da mesma forma, nos relacionamentos, se sua tendência é declarar que alguém que conhece é sua alma gêmea sem primeiro desenvolver uma amizade, você pode se ver devastado diversas vezes se o relacionamento não durar. Na escola, algumas pessoas tentam um semestre em que se inscrevem em cursos desafiadores para os quais não estavam preparadas e, em seguida, decidem que não "pertençam à universidade". Antes de descartar a si ou aos seus sonhos, é possível criar algumas metas menores que acabarão por posicioná-lo para ter sucesso no objetivo maior. Quando me tornei professora universitária, tive que aprender sobre o processo de publicação de revistas acadêmicas. O artigo que você enviar é revisado por estudiosos em sua área de especialização. Muito raro os revisores dão a um primeiro envio uma aceitação imediata. A decisão de revisão usual para um primeiro envio é "revisão e reenvio". Você recebe uma lista de sugestões de maneiras que você teria ou precisaria melhorar o artigo. Quando você começa, abrir uma dessas cartas pode ser desanimador e desencorajador. Quanto mais experiência tiver, mais você perceberá que a maioria das sugestões que recebe se destina a ajudar seu artigo a se tornar mais forte, o que o beneficia. Você revisa o feedback, fazendo correções ou explicações de um item por vez, em geral, seu artigo é aceito para publicação. Se, no entanto, abrir essa carta de avaliação e concluir que não é um bom escritor, pelo que não há necessidade de se preocupar com as correções, nunca será publicado. Assim temos uma profecia autorrealizável. Você decidiu que não tem o que é preciso, logo para de tentar. Isto posto sua carreira reflete a suposição que você fez sobre si mesmo.

Quando você continua se mostrando para a vida, apesar da insegurança e do medo de constrangimento ou fracasso, acaba desenvolvendo sua confiança. Algumas das coisas que costumava intimidar você nem consideram mais difíceis. Continue dando pequenos passos na direção da vida que você quer e da maneira como quer aparecer para si mesmo. Não defina a barra tão alta que garanta ficar aquém. Em vez disso, treine-se para reconhecer, ao longo do caminho, pequenos passos de progresso. Quando você visualizar as vitórias que teria negligenciado no passado, sua confiança crescerá.

Um terapeuta ou amigo perspicaz ainda pode ajudá-lo a ver seus sucessos. Na terapia, eu capacito os clientes a dar uma nova olhada em sua jornada de vida, desta vez, com compaixão. Algumas das maneiras pelas quais você sobreviveu podem ser ásperas, desajeitadas ou até mesmo embaraçosas, mas conseguiu, e estou feliz que ainda esteja aqui. Mesmo que você queira mudar e crescer, você ainda pode se dar paciência, gentileza e apreço pelas maneiras pelas quais chegou até aqui.

MOTIVADORES E DISSUADORES

Priya é uma pessoa criativa que ainda trabalha no mundo corporativo. Alguns anos atrás, estava trabalhando em um enorme projeto criativo. Como ela passa os seus fins de semana com sua mãe, fiquei surpresa ao descobrir que não havia contado à mãe sobre o projeto. Priya compartilhou comigo que a ansiedade de sua mãe faz com que ela não apoie quaisquer iniciativas arriscadas. Priya falou: "Para terminar o projeto, eu não podia contar à minha mãe. Ela colocava lacunas na ideia e me fazia duvidar de mim mesma, então isso nunca seria feito." Priya revelou que sua mãe é o tipo de pessoa para quem você pode contar boas notícias apenas quando já estiver terminado e outras pessoas estiverem comemorando. Logo, quando o projeto foi concluído e houve uma grande celebração, Priya convidou sua mãe. Priya descobriu essa fórmula para alcançar seus sonhos somente depois de muitos anos, da infância à vida adulta, durante os quais sua mãe a desencorajou e a convenceu de seu potencial. Essa experiência resultou em épocas dolorosas e um relacionamento tenso. Mas por meio da terapia, amigos de apoio, limites sobre o que ela compartilha com sua mãe e um hábito de testemunhar seu próprio sucesso, Priya foi capaz de desenvolver sua confiança.

Esteja atento às mensagens que você diz a si mesmo, bem como ao que as pessoas ao seu redor dizem, porque elas são capazes de dissuadi-lo ou motivá-lo. Talvez se sinta insegura por causa dos desencorajadores em sua vida. Quer sejam parentes, professores, conselheiros de orientação, ex-supervisores ou colegas, os desencorajadores têm a intenção de romper sua confiança. Embora isso seja muito doloroso, é libertador perceber que você pode mudar seu círculo para passar mais tempo na companhia de incentivadores. As pessoas com quem você se cerca podem ajudar a construir sua confiança. Quando possível, passe menos tempo com pessoas que aumentam sua insegurança e mais tempo com aqueles que inspiram, estimulam, aprimoram e afirmam suas habilidades. É difícil curar sua autoconfiança se continuar a passar tempo com pessoas que o minam e o desencorajam.

É provável que você precisaria fazer um inventário das pessoas ao seu redor para considerar como se sente enquanto está na presença delas e quando deixa a presença delas. À medida que você começa a construir sua confiança, haverá um efeito cascata, e aqueles ao seu redor se tornarão mais corajosos e confiantes. A ousadia pode ser contagiosa. Você não precisa viver sua vida na sombra de seu brilho, não se arriscando e subutilizando seus dons, não importa quantos anos você tenha vivido abaixo do seu potencial. Reencontrar-se lhe dá permissão para abraçar a confiança para entrar no esplendor da verdade além da insegurança. Ao voltar a casa interior, você reconhecerá mais clara e bem rápido as conexões que apoiam o desenvolvimento de sua confiança e aquelas que a minam. Tome decisões sobre como você investe seu tempo e sua energia com isso em mente.

Há pessoas com quem você compartilha seus sonhos que incentivarão a jornada, mesmo que reconheçam que não será fácil. Há outros cujas palavras e atitudes podem deixá-lo se sentindo desalentado, mais inseguro e mais vacilante. É claro que amigos autênticos podem e devem dar um feedback genuíno, mas no geral você quer avaliar o impacto de uma amizade ou um relacionamento em seu senso de autoestima. Se o seu objetivo é construir ou reconstruir sua confiança, torne-se acintoso sobre o cultivo de uma vida com ações e relacionamentos que apoiem essa aspiração. Esteja na presença daqueles que celebrarão suas vitórias e que são capazes de lembrá-lo de que seus fracassos não são o fim de sua história.

DEVER DE CASA

Registre no diário ou compartilhe com um amigo ou terapeuta o progresso que você fez nos últimos cinco anos. Esses anos podem incluir alguns tropeços ou até mesmo o colapso total, mas ainda houve algum crescimento. Há alguma consciência agora que não estava presente antes. Você foi confrontado com alguns momentos difíceis que lidou com mais clareza, calma, discernimento ou compaixão do que teria há cinco anos. Você ainda pode ter algumas habilidades agora que não tinha antes. O que aprendeu por meio de trabalho, leitura, relacionamentos, terapia ou práticas espirituais? Quais são as coisas que você não tinha certeza de que sobreviveria ao longo desses anos, e ainda assim aqui está? Quais são as coisas que o desmontaram, mas não foi o fim? Ao fazer um diário ou compartilhar, certifique-se de absorver o crescimento com compaixão, sabendo que sua confiança crescerá autenticamente quanto mais você olhar para sua vida com compreensão em vez de julgamento. A parte bonita sobre o desenvolvimento de confiança é perceber que você não precisa ser um pilar de perfeição da noite para o dia. Em vez disso, seja você um ser humano com falhas e erros que continua a crescer em confiança dia após dia.

A verdade sobre os músculos e as habilidades psicológicas e espirituais que você está desenvolvendo agora é que já tem evidências para apoiar sua crescente confiança. Comemore-se ao longo do caminho, em vez de esperar para se tornar uma pessoa diferente de imediato, a fim de saber que é digno.

Se parecer certo para você.

Respire confiança a partir das lições que aprendeu. Expire a insegurança das feridas que você experimentou.

Convido sua alma a dizer ao seu coração, sua mente, seu corpo e espírito: "Bem-vindo ao lar."

CAPÍTULO OITO
PRÁTICA ESPIRITUAL

Ao crescer, fui abençoada por ver uma mulher fenomenal de perto: minha mãe. Ela é Reverenda Cecelia Williams Bryant, mística, poeta, autora, pastora e intercessora que dedica seu tempo a orar e ministrar aos outros. A partir da década de 1970, minha mãe começou a organizar conferências para mulheres de ascendência africana para se conectar com a sacralidade de sua identidade. Há tanto racismo antinegro e tanta ridicularização das mulheres negras em particular. Minha mãe passou a vida trabalhando para nutrir os espíritos das mulheres africanas e diaspóricas. Ela foi fundamental na criação de um centro de divulgação, um curso de graduação associado, um centro de mulheres e numerosos retiros espirituais femininos. Ao longo de quarenta anos, ela organizou conferências nos Estados Unidos e em outros países. Esses encontros incorporaram as artes, serviços práticos para atender às necessidades habitacionais, médicas, de emprego e educacionais de mulheres e meninas na área; oportunidades de aprender a ter relacionamentos saudáveis e afirmativos com outras mulheres; e disciplinas espirituais. Eu testemunhei o despertar emocional e espiritual, a cura e o empoderamento de mulheres negras de todas as esferas da vida que carregavam fardos e saíram renovadas com um senso de esperança, conexão e, mais importante, consciência de que eram sagradas e amadas. Minha mãe foi criada por meu avô, um veterano da Segunda Guerra Mundial chamado Booker T. Williams, e minha avó, uma mulher fenomenal chamada Sra. Pauline Lucas Williams. Minha avó tinha o mesmo dom de capacitar as pessoas a saberem o quão especiais elas eram. Ela trabalhou por muitos anos em um orfanato em Nova York, onde cuidou amorosamente de crianças que haviam sido descartadas, negligenciadas e abusadas, e as deixou saber que eram vistas, apreciadas e dignas. Posso ser a primeira psicóloga PhD da minha família, mas não sou o primeiro membro da minha família a facilitar a cura. Um dos dons de fazer esse trabalho é que ele nos abençoa ao procurarmos ser uma bênção para os outros. Fui criada para saber que o trabalho de cura não é apenas o que você aprende em um livro ou faz por um salário. A cura é uma questão espiritual e isso acontece no coração e no espírito, não apenas na cabeça.

Viajar a casa interior requer uma descolonização da psicologia, o que significa prestar atenção ao nosso contexto cultural, tanto em termos de história quanto no momento presente. A psicologia descolonizadora ainda envolve a indigenização da psicologia, reconhecendo as maneiras pelas quais as pessoas cresceram e se curaram antes mesmo que o campo da psicologia existisse e as diversas maneiras pelas quais as pessoas continuam a crescer e se curar. Um desses caminhos para o crescimento e a cura é desenvolver a sua espiritualidade. Regressar a casa interior com a sabedoria daqueles que vieram antes de você envolve reconhecer que é um ser espiritual.

Vários princípios comuns em todas as tradições de fé nos ajudarão na jornada de volta para casa. Comecemos por tirar um momento de reflexão silenciosa, centrando-nos na nossa respiração. Para alguns de vocês, essa respiração os conecta ao seu Criador; para outros, ela pode conectá-los a si mesmos ou à gratidão pela vida.

À medida que você se torna consciente de sua respiração em seu próprio ritmo, sintonize-se com sua apreciação por este momento, o dom da presença. Há aqueles que vieram antes de nós que não tiveram o luxo da quietude, da cura e do autocuidado sustentado e voluntário. Este momento é um presente que foi fornecido em parte por seus sacrifícios, bem como um presente que você escolheu utilizar.

Há muitos correndo por aí tentando vencer na vida pela competição e acumulação incessante de posses e amizades superficiais, repetindo ciclos obsoletos que terminam com um vazio. Eu honro o seu espírito interior que veio a esta jornada como resultado da escolha de se mostrar para a sua vida interior, de se tornar consciente da sacralidade da sua vida. Assim, juntos, podemos nos concentrar em alguns princípios-chave que ajudarão você a voltar a casa para se recuperar e curar.

VIVER NO PRESENTE COM SIMPLICIDADE

Como uma mulher de ascendência africana, sei que às vezes, culturalmente, gostamos de ser especiais e celebramos ser especiais; expressando-nos de modo vibrante em nossa moda, música, fala e até em nossos penteados. Eu adoro. Minha cor favorita é laranja, e eu amo o som de tambores e cantores de *soul* (ritmo). Adoro ouvir contadores de histórias talentosos que tecem o passado com o presente com entusiasmo hipnótico em púlpitos, em palcos de hip-hop, em espaços corporativos e nas esquinas. Adoro executar a recitação e a dança africana. Eu amo ter a substância de ser uma mulher negra. *E* há ainda um dom em descobrir que nenhuma das especialidades captura a minha plenitude. Há aspectos de mim e de todos nós que não são ditos e nem vistos. Nesses momentos simples, venho reconhecer e apreciar partes de mim mesma que os outros podem não ver prontamente. Na simplicidade calma e no silêncio, volto a casa para a verdade de quem eu sou. Quando abaixo o volume e me deito à noite, quando vejo mulheres negras ajoelhadas em altares, quando vejo meninas negras sonhando acordadas, eu me recordo da riqueza da nossa vida interior. A beleza e o poder ali muitas vezes não são reconhecidos pelos outros e às vezes até mesmo por nós.

Isso também é verdade para você. Há um poço profundo dentro de você, dentro de cada um de nós, que às vezes perdemos com a ocupação da vida. Depois de tudo o que você experimentou, ganhou e perdeu ao longo de sua vida, está enfim pronto para fazer o trabalho necessário de esclarecer quem você é por dentro. Perdeu algumas das coisas ou pessoas que você pensou que não poderia viver sem, mas aqui está você, ainda respirando, ainda aqui.

Vocês despertaram para a realidade ou sempre souberam que o materialismo não irá preenchê-los. Um monte de marcas de nome não satisfará sua alma. Impressionar outras pessoas não é tão satisfatório quanto alguns podem pensar. Chega ao ponto de perceber seu valor inerente, que não está ligado a posses ou realizações, como a incrível dramaturga e poeta negra Ntozake Shange descobriu depois de lidar com depressão, alienação e o sentimento de viver uma mentira. Ela decidiu adotar o nome Zulu Ntozake, que significa "aquela que vem com suas próprias coisas". É tão importante que você chegue a um lugar onde veja e celebre a parte de você que ninguém pode tirar. A sua essência é sua. Você pode ter perdido de vista, e ter sido negligenciado, mas sob todos os desafios da vida, ainda está lá. Isso não é emprestado, fabricado, imitado ou duplicado. Esta parte de vocês não precisa da justificativa ou aprovação da multidão. Vejo-os a chegar a este caminho, e as suas mãos e o seu coração não estão vazios. Sua mente não está vazia, e seu espírito definitivamente não está vazio. Você vem possuindo suas próprias coisas, e elas são mais do que as feridas e cicatrizes do seu ontem. É o seu núcleo, o seu espírito; e eu celebro quem você é por dentro. Mesmo com as dificuldades, as fragilidades e as imperfeições, você é uma alma vivente.

Algumas coisas podem ter sido removidas de sua vida, extraviadas, roubadas ou doadas, mas lembre-se de que você é apenas o suficiente. Sua presença, sua voz e seus dons são suficientes. Este momento é suficiente. Decida viver na simplicidade do agora, viver no presente. Muitas vezes nós ficamos presos em arrependimento em relação ao passado ou à ansiedade sobre o futuro, porém eu os convido a participar da prática espiritual de reconhecer a santidade do agora. Este momento, o agora, é mais do que o que foi feito em seu passado, e tem o poder de moldar seu futuro. Abrace a natureza sagrada deste momento.

Muitas vezes estamos tão ocupados tentando chegar a algum lugar, tentando nos tornar alguém, que sentimos falta da beleza do agora. Embora seja valioso ter objetivos e sonhos, eu me pergunto se você é capaz de se aceitar em sua condição atual. Eu me pergunto se você pode celebrar a si mesmo em sua condição atual, além do esforço do que e quem você será, mas quem é você agora.

Com a beleza da simplicidade no presente, comece a se reconectar com quem você é por dentro.

INTERCONEXÃO

Outro princípio espiritual é estar ciente de que estamos conectados com todos os seres vivos. Essa consciência de nossa interconexão pode quebrar qualquer sensação de isolamento. Ela contraria as mentiras e os mitos que ninguém jamais entenderá, apreciará ou se importará com você. A interconexão muda a ideia de que sua vida não importa. Cada pessoa, cada ser vivo é um reflexo, um componente, um ramo na árvore maior da vida. Quando mudar sua compreensão de sua conexão com os outros, a carga que você carrega tende a aliviar. Você não precisa mais sentir que só carrega o peso do mundo em seus ombros. Talvez tenha viajado pela vida acreditando que todo o peso da responsabilidade caiu sobre você e que não há ninguém em quem possa confiar, que ninguém entenderá. Mas a verdade é que você não está nessa experiência sozinho. A dinâmica e os detalhes variam de pessoa para pessoa, mas há outros com pensamentos e sentimentos semelhantes.

Convido-os a considerar nossa experiência coletiva, conexão, relacionamentos e humanidade. À medida que você volta a casa interior, obtém um senso mais real de consciência expandida. Você pode rejeitar a ideia estreita de que é contra o mundo ou que tem que descobrir tudo sozinho. Estamos todos na jornada — alguns caminhando, alguns rastejando, outros arrastando os pés e alguns correndo — no entanto, nossa presença tem um impacto, um significado. Estamos todos neste processo de desdobramento e devir.

Seja gentil quando vir outra pessoa na jornada, sabendo que, mesmo que você não tenha acesso a toda a história dela, todos nós temos uma. Você é capaz de dar gentileza a si mesmo e aos outros e permissão para as imperfeições ao longo do caminho. Não precisa ser um super-herói. Você pode parar de comparar suas feridas com a perfeição e facilidade assumidas dos outros. Somos todos seres sagrados e temos experiências humanas.

Shannon é uma mulher solteira, negra, que trabalha em uma corporação com pouquíssimas pessoas de cor. Ela se isola no trabalho para evitar os comentários insensíveis e discriminatórios dos colegas. Sua família é emocionalmente desgastante, assim ela passa pouco tempo com eles de propósito. Seus amigos se preocupam, mas ela não os deixa conhecê-la de maneira mais profunda. Ela é especialista em ter conversas sem revelar muito sobre si mesma. Passa muito tempo sozinha e se sente bastante equivocada e isolada. Sua espiritualidade é importante para ela, porém tem sido, em grande parte, uma jornada solitária para ela como adulta. Um grande obstáculo em sua jornada para reencontrar-se foi o luto não processado. Quando ela se deu permissão para sofrer na terapia, começou a ver e apreciar seu desejo de se conectar com os outros de forma mais autêntica. Seus relacionamentos com colegas de trabalho selecionados se aprofundaram, bem como sua comunicação e conexão com a família e os amigos. Ela enfim reconheceu um desejo de companheirismo, que anteriormente não estava disposta a considerar. Quando Shannon compartilhou sua fé e sua tristeza com mais honestidade, ganhou força para continuar a sua viagem de volta para casa, para o seu eu autêntico.

MINDFULNESS E PRÁTICA CONTEMPLATIVA

Relacionada à simplicidade e conectividade está a noção de mindfulness, que é inspirada em ensinamentos de culturas e religiões asiáticas, em particular no budismo. A meditação mindfulness como uma filosofia, prática e abordagem de bem-estar para a vida é agora popular nos Estados Unidos e foi desenvolvida no campo da psicologia por Jon Kabat-Zinn. Mindfulness pode ser definida como a intenção em atentar para a consciência no momento presente com compaixão. É mais do que apenas meditar por alguns minutos por dia. É uma maneira de viver com consciência, generosidade e conexão. Na atualidade, existem formas budistas, cristãs e seculares de atenção plena, para citar algumas. Anteceder as noções americanas de mindfulness era uma prática contemplativa, incluindo tradições contemplativas cristãs de reconhecer a serenidade e o silêncio como vitais para uma conexão contínua com a presença de Deus. Há ainda o *Soulfulness* [elevação da alma, em tradução livre], uma abordagem enraizada na vivacidade cultural afro-americana, espiritualidade e conexão desenvolvida pela psicóloga Dra. Shelly Harrell.

Alguns notaram a mercantilização, comercialização, lavagem branca e o divórcio da atenção plena de suas raízes espirituais e culturais. Essa tendência é popular no mundo ocidental, onde muitos tentarão discutir uma prática a partir de suas raízes espirituais ou religiosas e usá-la como uma ferramenta para ser mais produtivo, aumentar o foco ou melhorar a saúde. O dom da consciência espiritual no presente é muito mais valioso do que um caminho para ganhar mais coisas (dinheiro, anos, reputação etc.). É uma maneira de viver sempre com uma consciência de tudo o que é sagrado dentro e ao seu redor.

Escolher ficar calmo e em silêncio de propósito — ou como eu gosto de dizer, fazendo uma pausa sagrada — pode ser um ato radical e revolucionário. Na cultura ocidental, somos ensinados que nosso valor está em ser produtivo, em constante movimento. Todo mundo está lhe dizendo para labutar, que seu esforço e cronograma são um reflexo do seu valor, mas a verdade é que, com a serenidade, vem o conhecimento. Existem alguns níveis de conhecimento que eu não posso obter quando estou em um estado frenético de ocupação, me esforçando, tentando provar ao mundo e até para mim mesmo. É um milagre nesta cultura dizer que sou revolucionário o suficiente para dar a mim mesmo permissão para ficar calmo. As pessoas perguntarão: "O que você está fazendo?" e a sua resposta ousada será "Nada. Nada mesmo."

Serenidade e simplicidade são radicais se você é de uma comunidade marginalizada. Mulheres, negros, latinos, indígenas e asiáticos têm sido, com frequência, tratados como se o nosso trabalho fosse o nosso valor. Os negros foram literalmente comprados e vendidos pelo nosso trabalho, produtividade e fertilidade. As mulheres muitas vezes observam que, após o casamento, seu trabalho de parto aumenta, enquanto os homens relatam menos estresse depois de se casarem. Logo, se você faz parte de um grupo marginalizado e assume o compromisso espiritual de se tornar sem pressa, saber que, mesmo sentado calmo, você já é suficiente, já é sagrado, esta é uma consciência que altera a vida. Na serenidade, você descobre que perseguir o nada é tudo. Como diria minha avó, há algumas verdades, algumas revelações que só chegam até nós quando nos sentamos em algum lugar. Muitas vezes, nossa ansiedade e insegurança nos mantêm correndo atrás do que já possuímos.

Imani se identifica como uma mulher negra asiática, mestiça, que viveu com ansiedade e raiva durante grande parte de sua vida. Ela é casada e muitas vezes se torna explosiva em relação ao marido e colegas de trabalho. Começamos a usar a meditação em sua terapia, e eu a atribuí como lição de casa para apoio diário. Imani rapidamente viu resultados, sentindo muito menos ansiedade e raiva nos dias em que meditava. Ela adora meditação e agora se conectou com um grupo comunitário para fazê-la. Embora abordar as raízes de sua ansiedade e raiva fosse fundamental, ela se beneficiou da prática espiritual diária como uma maneira de se conectar e regular a si mesma. Quando ela foi capaz de se sentir menos sobrecarregada, pudemos começar a abordar as causas de sua angústia, tanto o trauma sexual da infância quanto uma vida inteira de racismo de gênero.

GENEROSIDADE

Quando temos uma mentalidade mesquinha, estamos vivendo em um lugar de pânico, um lugar de "nunca é o suficiente". Podemos mudar para o entesouramento, o apego e a superproteção, em vez de sermos capazes de abrir nossas mãos, nosso coração e compartilhar de nós mesmos. Em vez de ver todos como concorrentes que temos que bloquear, vencer ou superar, podemos compartilhar o que temos com os outros. Quando você começa a voltar a casa interior, não precisa mais se apegar freneticamente a tudo às custas dos outros. Não precisa mais manter a visão de que quando os outros perdem, você ganha. Não precisa ser mesquinho e lutar contra todos. Não precisa mais acreditar na mentira de que a pobreza é culpa das pessoas que estão empobrecidas, então elas só precisam trabalhar duro como você. Não precisa abordar cada dia como uma batalha. Você pode liberar a ideia de que todos precisam descobrir a vida por conta própria. Para voltar a casa interior hoje, o que você precisa: parar de se agarrar, acumular, esconder ou defender? É possível que tenha lutado por algo por tanto tempo que nem se lembra por que está lutando. Considere os mitos que acreditou que o impedem de compartilhar recursos, tempo ou amor.

Ser abençoado é uma bênção. Compartilhar conhecimento, orientação, paternidade e ensino são atos espirituais. Quando você para de ver todos como concorrentes, consegue construir colaborações reais, equipes, comunidades, famílias. Quando você não precisa mais arrancar dinheiro de todo mundo, será capaz de ver as pessoas. Quando você deixa de ver os outros como vencedores ou perdedores, passa a se amar. A generosidade é importante para continuar em sua jornada para casa. É escolher a libertação em vez do confinamento.

LIBERAÇÃO: A ARTE DA RENDIÇÃO

Há uma arte em perceber quando e o que deixar ir, entregar, ceder e liberar. Eu me pergunto se você pode fazer uma pausa sagrada e considerar hoje:

- O que tem perseguido que você não precisa mais?
- O que você cobiça tanto, mas no seu íntimo, sabe que não o satisfará?
- Do que você está disposto a se afastar?
- O que você quer que seja o foco de sua atenção?

Ao voltar a casa interior, precisará dispensar um emprego, um relacionamento, uma mentalidade ou um hábito. Talvez seja preciso abandonar velhas ideias sobre si mesmo. Talvez tenha de liberar ansiedade, controle ou rancor. Reconheça que há momentos na vida em que você precisa renunciar a certas coisas para receber. Precisará deixar de lado algumas coisas para abrir espaço para algo real. Que assim seja. Em sua mente, seu corpo, você pode acreditar que não pode deixar ir. Esta é uma questão espiritual que requer sair com fé e caminhar na direção de uma vida, um modo de ser, que você não possuía. Você está cansado o suficiente de onde esteve e quem tem sido para caminhar para a libertação da verdade? Que assim seja. E assim é.

AUTOCOMPAIXÃO, NÃO CONDENAÇÃO

Ling é uma chinesa americana de segunda geração que veio para a terapia com uma história de relacionamentos insalubres. Ela ainda teve inúmeras rupturas em seu círculo de amizade ao longo dos anos. Ling cresceu sentindo muita pressão para satisfazer tanto a ela mesma quanto a família e a comunidade. Ela teve problemas na escola, e isso a fez duvidar de sua inteligência e a compensar demais sua insegurança. Muitas pessoas a acham defensiva e argumentativa. No início da terapia, ela era combativa, mas em vez de debater com ela, eu ouvia e tentava descrever as coisas a partir de sua perspectiva. Depois de vários testes em que eu não mordi a isca para discutir, Ling se estabeleceu na terapia e se tornou mais aberta. Quando enfim chegamos à raiz de suas inseguranças depois que ela descreveu várias experiências humilhantes na escola, fomos capazes de cultivar a compaixão pela criança que ela era, a mulher que ela se tornou e a condenação que ela sentia. À medida que ela começou a ter mais compaixão por si mesma, experimentou menos necessidade de compensar demais em suas interações sociais. Ela se sentia melhor consigo mesma, e isso se traduziu em como se mostrava ao mundo.

Podemos ser tão duros com nós mesmos. Julgamo-nos duramente pelos nossos sentimentos, pelos nossos erros e pela nossa viagem. Às vezes estamos com raiva, desapontados e prontos para desistir de nós mesmos. Como seria se mostrássemos mais compaixão, bondade, gentileza e aceitação?

Quando administro grupos de apoio e facilito a terapia de grupo, sempre estabelecemos regras básicas para criar segurança emocional no grupo. Essas regras se relacionam com a forma como falaremos uns com os outros e respeitar as experiências, percepções e os valores uns dos outros. Lembro ao grupo que não somos clones, e não precisamos ser. Em todos os meus anos de gestão desses grupos, descobri que o que é mais prevalente do que as pessoas desrespeitarem umas às outras são as pessoas desonrarem, condenarem e julgarem a si mesmas.

Viajar para casa implica chegar a um lugar, espiritualmente, de autoaceitação radical e autocompaixão, reconhecendo que você é um belo trabalho em progresso. Assim, você pode voltar para a casa interior, onde está agora. Não precisa esperar até alcançar a felicidade interminável, a calma eterna ou a perfeição mítica. Você é capaz de decidir não mais se martirizar para onde está no processo porque o processo é uma parte da jornada. Quando você olha para a sua história de vida através dos olhos da compaixão, onde você está agora fará sentido.

Muitas vezes nos julgamos duramente comparando-nos com outras pessoas que não começaram por onde começamos, que não receberam a bagagem que estamos carregando e que não somos nós. Temos que tirar o olhar das pistas dos outros e focar as nossas. À medida que olhamos para nós mesmos com compaixão e bondade, nossa percepção crescerá e poderemos entender melhor quem somos e as escolhas que fizemos em diferentes pontos de nossa vida.

Pararíamos de ficar bravos conosco por erros do passado. Você não sabia o que sabe agora, ou não tinha as habilidades e o apoio que tem agora. Seu passado não o define de modo completo ou adequado. O melhor presente será quando você se retirar do tempo limite. É possível ter uma vida gratificante se parar de se punir. Eu me pergunto se você pode estender gentileza, aceitação e amor a si mesmo hoje. Apesar de todos os obstáculos que você enfrentou, as partes de sua história que ninguém mais conhece ou que está envergonhado, e as maneiras pelas quais se decepcionou, eu me pergunto se você poderia dizer: "Eu me dou permissão para virar a página do meu passado". Quando você para de se condenar, julgar e punir, chegará a um lugar de autocompaixão. A autorrejeição pode estar bloqueando sua jornada a casa interior. À medida que você trabalha para navegar psicologicamente em direção à autoaceitação, adotará a autocompaixão como valor espiritual, modo aspiracional de ser.

HUMILDADE:
ABERTURA A COISAS NOVAS

O crescimento holístico, que inclui o crescimento espiritual, requer uma abertura a coisas novas. Na atenção plena, isso é chamado de mente de *iniciante* e, de acordo com o ensino cristão, precisamos da mente aberta de uma criança para entrar no Reino dos Céus. Para crescer e aceitar a plenitude do nosso ser, precisamos ser curiosos, aprendizes e de mente aberta. Quando temos uma atitude de saber tudo, nunca podemos ir mais longe de onde estamos agora. Nós nos isolamos da possibilidade de crescimento, temor ou nova revelação.

Por outro lado, quando você chega a um lugar de humildade, admiração e transparência, não há limitação sobre o quanto pode crescer. Andar em transparência e humildade é muito mais fácil do que ter que fingir saber tudo. Depois de adotar uma postura e mentalidade de humildade e paciência, você começará a se libertar do casulo. Logo, será capaz de ver suas próprias asas, não as falsas que são baseadas em pretensão e que não podem levá-lo muito longe. Você terá a abertura para entrar e permanecer no processo de crescimento e desenvolvimento. Quando você desacelera e está disposto a reconhecer o que não sabe, a oportunidade de aprender se apresenta como um belo presente.

Na verdade, é libertador ser capaz de admitir aqueles momentos em nossa vida em que não temos absolutamente nenhuma ideia do que fazer a seguir. Há momentos em que ter tudo planejado não é o bastante, pois a vida tem uma maneira de mudar nossos planos. Esses são os momentos em que sentimos que estamos apenas juntos para o passeio, não no banco do motorista — não temos escolha a não ser nos sentar e assistir ao desenrolar daquela estação. Estar aberto ao desconhecido exige um nível de confiança. Algumas pessoas confiam em Deus, outras confiam no universo, outras tantas confiam em seus antepassados, algumas confiam em si mesmas e outras confiam no processo. Voltar a casa interior incluirá alguns momentos em que você não tem certeza do próximo passo, no entanto espero que você permaneça aberto e paciente consigo mesmo enquanto continua na jornada. Qualquer um que trabalhe em saúde mental ou desenvolvimento espiritual lhe dirá que você deve estar aberto para crescer. O trabalho de psicólogos, assistentes sociais, psiquiatras, conselheiros pastorais, terapeutas e coaches de vida é baseado na crença de que você pode estar mais ativo, realizado, equilibrado — mais em sua casa interior do que você está agora. Você pode frequentar terapia apresentando muitos sintomas de angústia, você pode ter uma longa história de experiências traumáticas, e ter sofrido muitas perdas e inúmeros contratempos, porém seu terapeuta tem a capacidade de ver por você e dentro de você o que ainda não se manifestou e, em seguida, ajudá-lo a ser capaz de ver essas coisas por si mesmo. Convido-os a adotar uma abertura no seu espírito à possibilidade de que consiga estar em sua casa interior.

Patrícia é uma mulher caribenha-americana de 30 e poucos anos. Ela é muito prática e organizada. Ela decidiu desde cedo, com o incentivo de sua tia, o caminho de carreira que tomaria. Ela completou sua educação e seu treinamento e tem feito bem para si mesma no sentido profissional. De início, eu via Patrícia como apenas quieta e tímida, mas com o passar do tempo, comecei a sentir que havia muito mais nela do que o que ela apresentava. Depois de abordar sua probabilidade inicial de depressão moderada, Patrícia começou a compartilhar seus sonhos para a vida de uma artista liderada pelo espírito. Ela tinha suprimido os sonhos por anos por acreditar não serem possíveis e práticos. Na terapia, começamos a considerar as possíveis maneiras pelas quais Patrícia poderia incutir mais de sua espiritualidade e criatividade em sua vida. Quanto mais ela se abria a isso, mais ganhava vida. Pela primeira vez, eu a vi rindo, falando com mais confiança e saindo da caixa da insatisfação. Ela estava a caminho de casa.

PRÁTICAS ESPIRITUAIS E RELIGIOSAS
MEDITAÇÃO

Uma das práticas que podem ajudá-lo na jornada para casa é a meditação. Existem diferentes tipos de meditação. Talvez queira escolher se concentrar em Deus, sua respiração, uma palavra, um mantra, uma imagem, uma sensação ou um som. Algumas meditações são silenciosas e outras são guiadas. Há meditações sentadas, meditações andando e até mesmo movimentos contemplativos. A meditação pode conectá-lo a si mesmo e ao seu Criador, enquanto acalma a ansiedade em sua mente, o frenesi em seu espírito e a tensão em seu corpo. Você pode liberar a sua agenda, as petições e demandas à medida que você muda do esforço para o ser. A serenidade sagrada e o silêncio criam uma atmosfera de santidade dentro de você e, às vezes, ao seu redor. A meditação, quando está conectada às suas raízes espirituais, afetará a forma como você se mostra para o mundo, como trata os outros e como vive. Quando você medita apenas como uma ferramenta ou estratégia para melhorar sua vida, é possível meditar e ainda ser mesquinho, racista e elitista. A meditação, que é fundamentada em valores compassivos, se traduzirá em sua vida diária.

ORAÇÃO

A oração pode ser definida como comunhão ou conversa com Deus, o Amor Divino, seu Poder Superior, sua Fonte ou o Criador. Um aspecto importante da oração como conversa é que ela não pode ser unilateral. A muitos de nós, que viemos de tradições religiosas, foram ensinadas coisas específicas para se dizer durante a oração, incluindo palavras de adoração, louvor e ação de graças, pedindo perdão e listando petições para si mesmo e para os outros. Estas diretivas perdem muitas vezes uma parte muito importante, que é a escuta silenciosa, a consciência silenciosa. A oração não é apenas sobre fazer pedidos. O próprio ato de orar em si pode ser transformador. Para aqueles que praticam a disciplina espiritual da oração ou estão abertos a ela, encorajo-os não apenas a centrar a oração em seus desejos, mas a se abrirem para a leveza e a clareza que podem vir quando você aquietar sua mente e estiver presente em um espaço sagrado. Dê a si mesmo uma pausa sagrada para receber o que você negligenciou na ocupação do seu dia.

Tanto a meditação ao longo do dia quanto a oração constante envolvem mudar nossa mente, nosso coração e nosso espírito de forma consistente, em vez de apenas dedicar alguns minutos a uma prática espiritual a cada dia. Quando separamos nossa vida sagrada de nossas rotinas diárias, não permitimos que a oração permeie qualquer outro aspecto de nossa vida. A psicologia africana e outras psicologias indígenas resistem à falsa dicotomia entre o sagrado e o secular. Não só oramos com a boca, mas também oramos com nossas ações. Podemos nos aproximar de nossos relacionamentos e nossa vocação em oração. Viver de oração pode torná-lo mais alinhado, em sintonia e conectado a si mesmo, Deus e outros. Se você ora com frequência, mas ainda é crítico, manipulador ou duro, é provável esteja dispensando muito tempo falando em vez de ouvir. Ao comungar com o Criador, que é Amor, esse mesmo amor aparecerá em você.

Elisa, dona de uma creche latina, vem de uma família muito unida que se sacrificou muito para que ela tivesse uma educação de qualidade. Seu tio começou a lutar com a dependência de substâncias, e toda a família estava envolvida na tentativa de apoiar sua recuperação. Elisa compartilhou que sua ansiedade havia explodido e sua insônia era constante. Tentamos uma terapia focada em soluções, que incentiva os clientes a usarem estratégias que funcionaram para eles no passado para lidarem com o presente. Elisa revelou que o que a ajudou a sobreviver ao estresse e ao trauma do passado foi a oração. Ela começou a orar mais, tanto individualmente quanto com sua família. Ela ainda orou em terapia. Ao orar, ela sentiu a força para navegar em seus dias sem ser sobrecarregada. Eu a encorajei a não apenas orar por seu tio, mas por si mesma, para não perder de vista a si mesma e o impacto que o estresse familiar estava tendo sobre ela. Com oração, apoio familiar e terapia, Elisa começou a voltar para a casa interior.

JEJUM

O jejum tradicional é abster-se de se alimentar. Algumas pessoas jejuam de alimentos e líquidos; outras bebem apenas água. Algumas pessoas jejuam de certos alimentos, como doces ou carne. Há jejuns individuais e coletivos onde todos em uma comunidade de fé participam. Alguns jejuam café da manhã, e almoçam e jantam, e outros jejuam por um dia inteiro ou vários dias. O jejum é uma prática antiga que muitas culturas e tradições de fé adotaram como forma de desenvolver sua consciência espiritual.

Ainda há jejuns não alimentares, com algumas pessoas se abstendo de mídias sociais, telefonemas, televisão, álcool ou até mesmo namoro. A ideia não é apenas que você se afaste de alguma coisa, no entanto que se volte para nutrir sua fé, seu espírito. Portanto, jejuar não é o mesmo que estar em uma dieta. De fato, as pessoas com um transtorno alimentar que desejam jejuar como uma prática espiritual são encorajadas a considerar algo além da comida para se abster. Durante um jejum, as pessoas em geral oram, meditam e/ou leem textos sagrados. Algumas pessoas dão a comida que teriam comido ou o dinheiro que teriam gastado em comida para outra pessoa necessitada. Muitas pessoas que estão em jejum não compartilham esse fato com os outros, porque se gabar e se autopromover são contrários ao propósito do jejuar.

O jejum pode ser associado a um maior senso de clareza, um senso de conexão com Deus, uma oportunidade de reordenar suas prioridades, uma maneira de desligar as bobagens e se concentrar em seu espírito. Consegue se afastar do absurdo e da comparação constante das mídias sociais, você pode desenvolver uma maior apreciação pelo dom da comida, e crescerá em sua disciplina espiritual, em vez de ser controlado por substâncias ou mídia. Aqueles que estão jejuando com os outros em sua comunidade espiritual ou religiosa muitas vezes quebram o jejum juntos, o que lhes permite se conectar não apenas com sua espiritualidade individual, mas também com sua comunidade.

COMUNIDADE DE FÉ

De acordo com o ensinamento cristão, "o ferro afia o ferro" e "profundos apelos ao profundo", de modo que fazer parte de uma comunidade de fé afirmativa e amorosa pode encorajá-lo a avançar em direção ao desenvolvimento espiritual. Se o crescimento espiritual é uma prioridade para você, pode ser útil comungar com outras pessoas que compartilham essa prioridade. Isso assumirá a forma de jejum, mas ainda pode incluir meditar juntos, orar juntos ou estudar textos sagrados juntos. Algumas comunidades religiosas até têm grupos de apoio relacionados a questões importantes, como luto ou recuperação do vício. Se a espiritualidade é importante para você, conectar-se com outras pessoas que compartilham esse valor pode melhorar sua jornada para a casa interior.

Encorajo-os a considerar quem está espiritualmente caminhando com vocês. Sua espiritualidade é uma parte de si mesmo que consegue compartilhar em seu círculo de amizade?

Sua jornada espiritual é conhecida, valorizada e nutrida em seu relacionamento amoroso? Se você está em terapia e sua fé é importante para você, sentiu que poderia falar sobre sua jornada espiritual com seu terapeuta? Quando tem que deixar partes de si mesmo fora da equação, isso atrasa sua jornada para casa. Espero que você possa cultivar espaços onde consiga ser o seu eu pleno, incluindo o seu eu espiritual, o que quer que isso pareça para você.

Se faz parte de uma comunidade de fé, você é capaz de ser o seu eu pleno naquele lugar, ou você se sente pressionado a fingir ser algo que não é? Não podemos desenvolver nosso espírito em lugares que estão rompendo com nosso espírito. Isto é importante para todos, mas especialmente para as pessoas marginalizadas. Sua comunidade espiritual ou religiosa dá suporte e celebra as mulheres ou só fala a respeito delas como tentadoras que precisam aprender a ficar em silêncio? Se você é uma pessoa racialmente marginalizada, sua comunidade de fé exibe apenas imagens brancas de

Deus, eles deixam de ensinar, pregar ou se envolver em questões que a sua comunidade está enfrentando? Os membros da sua comunidade de fé promovem a ideia de que Deus é amor, mas exibem atitudes odiosas e usam palavras depreciativas em relação às pessoas LGBTQ+? Encontrar comunidades espirituais ou religiosas que sejam inclusivas, acolhedoras e afirmativas pode ser vital para sua jornada para casa, para que você possa saber em seu espírito que é amado e bem-vindo. Você merece estar em lugares que são nutritivos, edificantes e libertadores.

TRABALHO DE JUSTIÇA, ATIVISMO E EMPODERAMENTO

A justiça é outra das qualidades que muitas tradições de fé atribuem a Deus, juntamente com o amor. Se você acredita que deve desenvolver qualidades que reflitam seu Criador, isso significa que você ainda valoriza ser amoroso e buscar justiça e equidade. É incrível que algumas pessoas religiosas argumentem muito rápido que as pessoas de fé devem se concentrar em Deus, não na justiça social. Você tem que se perguntar sobre a ideia deles de quem Deus é quando eles acreditam que buscar a justiça social é contrário à busca de Deus.

A espiritualidade não é apenas uma experiência interna, mas se manifesta em nossas ações externas, fruto do que mantemos em nosso interior. Uma forma de expressar e cultivar nossa espiritualidade é trabalhar para corrigir as coisas, defender os oprimidos e buscar maneiras de capacitar os marginalizados. A questão não é o que é mais importante, ser espiritual ou tornar o mundo um lugar melhor. Pelo contrário, um leva ao outro. Se você valoriza a espiritualidade, compaixão, generosidade e interconexão, isso o motivará a se envolver no cultivo do bem-estar, da justiça e do empoderamento no mundo ao seu redor. Quando a espiritualidade está enraizada na compaixão, ela o levará a trabalhar, organizar e votar pela segurança, proteção e provisão dos outros, não apenas de si mesmo.

ARTES EXPRESSIVAS

Ruth vive com depressão severa e solidão. Ela sobreviveu a múltiplos traumas ao longo de sua vida e teve experiências negativas anteriores em terapia. Ela é muito vigilante e muitas vezes se senta em terapia prendendo a respiração e as costas com força. No início da terapia, ela revelou que costumava ser uma dançarina. Perguntei-lhe se ela estava aberta a incorporar movimento em nossas sessões. Ela concordou, e eu comecei a convidá-la a usar o movimento para respirar, para se definir e, enfim, para expressar os traumas não ditos. Quando ela dançou, ela passou de confusa e desligada para o despertar. Às vezes ela chorava, e outras ria. Às vezes ela pisava com raiva, e outras vezes ela chegava aos céus. Quando ela começou a dançar suas orações por conforto e recuperação, se tornaram mais pacíficas. Convidei Ruth para começar a dançar para sua lição de casa de terapia, e seus movimentos se tornaram luzes guiando-a para a casa interior.

Se você conversar com um artista sobre o que ele criou que considera sua obra-prima, muitas vezes ele dirá algo como "Eu não criei. Veio através de mim. Acabei de recebê-lo." Eu ouvi as pessoas dizerem isso sobre canções de sucesso, pinturas, poemas e até coreografias. A expressão artística é descrita por muitos como uma experiência espiritual. Não é de surpreender que os profissionais de saúde mental tenham encontrado as artes expressivas como um caminho importante para a cura, a conexão e o crescimento. Eu vi a maneira como as artes podem despertar as pessoas em um nível profundo, sejam elas crianças ou adultos fazendo colagens, tocando instrumentos ou interpretando papéis. Quando não estamos criando arte para impressionar ou vender, mas para expressar o que está dentro de nós, isso pode facilitar a jornada de volta a casa interior. Isso inclui contar histórias, escrever raps e fazer artesanato.

Quando se aproxima das artes a partir de um lugar de abertura e se permite expressar com clareza seus sentimentos sem medo, seu espírito e os daqueles que o testemunham podem ser tocados de belas maneiras.

DEVER DE CASA

Convido-os a ler a seguinte bênção em voz alta quantas vezes quiserem. Se não ressoar com você, sinta-se à vontade para escrever uma que se alinhe com o seu espírito e, em seguida, leia em voz alta quantas vezes quiser.

Sou abençoado dos pés à cabeça.
Recebo paz em meu espírito, meu coração, minha mente e meu corpo.
Aplico amorosidade às minhas feridas e memórias.
Estou ciente de que não estou sozinho nesta jornada chamada vida.
Eu me abro ao amor, incluindo por mim mesmo.
Eu permito que a verdade apareça e me liberte da limitação das mentiras que me foram ditas sobre mim.
Eu digo a mim mesmo a verdade.
Estou aprendendo a ser mais compassivo, presente, aberto, generoso, conectado e disposto a me libertar do que não preciso mais.
Minha alma diz ao meu coração, minha mente, meu corpo e espírito:
"Bem-vindo ao lar".

TERCEIRA PARTE
ANULAR BLOQUEIOS NA JORNADA PARA CASA

CAPÍTULO NOVE
LAMENTAR PERDAS INVISÍVEIS

Durante a minha infância, minha mãe me apresentou a poesia. Memorizei poemas incríveis e participei de concursos de leitura dramática. Ainda comecei a escrever poesia e a compartilhá-la em cafés e outros locais. Por fim, aprendi sobre batalha de poesia, competições em que as pessoas compartilham sua arte de declamação. Quando eu morava em Boston, trabalhava com uma comunidade talentosa de artistas de declamação e regularmente fazia shows que incorporavam declamação, música, dança e arte visual. À medida que envelhecia, mergulhei na minha carreira e vida familiar e tive cada vez menos tempo para a poesia. Na verdade, devo dizer que disponibilizei cada vez menos tempo à poesia. Uma noite, depois que meus filhos dormiram, acessei na internet e comecei a ouvir diferentes poetas. Fiquei assustada quando as lágrimas desceram pelo meu rosto. Era mais do que saudade de escrever e se apresentar, Senti minha falta. Há uma parte de mim que ganha vida na poesia, e tive que recuperar isso. Tive que me recuperar.

Convido você a entrar em uma posição confortável e começar a se concentrar em sua respiração. À medida que você chega em sua casa interior, se torna mais consciente das maneiras pelas quais se distraiu da dor com extrema produtividade, vozes altas, assistindo televisão direto, rolagem viciante do celular, bebendo constantemente e comendo tarde da noite até adormecer. Deste modo, você se afasta da ocupação usada para cobrir a dor. Voltar para casa é parar de fugir da sua dor.

Essa dor no fundo do estômago, na base das costas, no lado da cabeça, no fundo da garganta, no núcleo do coração — você não pode ignorar sua dor. No fim, ela se apresenta — novamente. Ela não será negada.

A jornada de volta a casa interior exige que reconheça as pessoas e as coisas que você perdeu, que foram tomadas e que doou. As perdas podem ter ocorrido durante seu período de desconexão de si mesmo, quando você estava vagando por aí procurando casa em todos os lugares errados, ou as perdas seriam a causa de sua desconexão. Essas perdas são uma realidade dolorosa, mas para completar a jornada a casa interior, você tem que vê-las claramente.

Reconhecer suas perdas pode ajudar a motivá-lo a continuar a jornada de volta a casa interior. Quando chega ao ponto em que desistiu de tudo ou teve muita coisa tirada de você, reconhece que a desconexão não vale a pena. Entorpeceu-o, mas não o salvou. Ao olhar para suas perdas e a sacralidade de seu tempo e sua vida, você não está mais disposto a trocar a si mesmo, seus valores, sua integridade, sua segurança ou sua saúde mental por qualquer coisa que prometia alívio da dor, mas não cumpriu. Dinheiro, popularidade ou o que quer que esteja sendo oferecido não vale o que você sacrificou por isso.

Para chegar a esse lugar que Fannie Lou Hamer, ativista negra americana dos direitos civis e das mulheres, descreve como doentio e afirma estar cansada — de estar doente e se sentir exausta. Talvez você precise se perguntar se está cansado de correr, de entorpecer ou de negar. A decisão de enfrentar sua dor é só sua. É provável que tenha havido outras pessoas tentando dizer-lhe que você precisava sofrer, mas se não estava pronto, você não ouviu, acreditou ou agiu de acordo com isso. Talvez tenha ficado bravo com eles, ignorado-os ou se desconectado deles porque não queria ouvir o chamado deles para se entristecer.

Ninguém mais pode lhe dizer quando você se esmerou, se esforçou ou se autodestruiu o suficiente para evitar sofrer pelo que perdeu e o que continua a perder. Uma das coisas dolorosas que eu tive que descobrir é que quando você tem um histórico de trauma, muitas vezes tem uma alta tolerância à dor emocional. Você teve que aprender a suportar, perseverar e esconder a dor. Alguns de vocês até aprenderam a fazê-lo com graça, com brilho, sem o menor indício de que foram afetados por perdas. As pessoas podem interagir com você e não ter ideia da dor ou do desgosto que carrega. Você usa sua máscara tão bem que sua volta para casa pode não ser porque não pode mais fingir, mas porque escolhe não o fazer. Fico feliz que você tenha alcançado esse marco importante na jornada para casa. Você poderia ter passado o resto de sua vida vivendo como uma fração da pessoa que é, mas optou por não o fazer.

Para os outros, não foi você que escolheu este tempo, mas o tempo que escolheu você. A máscara rachou e o rio de dor irrompeu e não seria negado. Talvez tenha atingido o fundo do poço e não aguentou mais. Você pode ter experimentado uma fervura constante que se intensificou ao longo do tempo, até que acordou e disse a si mesmo: "É melhor eu sair deste poço antes que me afogue." É possível não saber como é o luto para você, mas sabe que não foi criado para viver mais nas margens do seu coração.

RECONHEÇA AS PERDAS

Faith é uma estudante internacional asiática-americana que veio para os Estados Unidos fazer pós-graduação. Ela estava animada e havia pesquisado o programa extensivamente on-line. Ela até procurou a cidade e encontrou um lugar para morar antes de vir. Sua família estava animada por ela, e seus amigos lhe disseram o quão sortuda ela era, porém ela não estava preparada para as perdas. No começo, ela nem sabia como nomeá-las. Ela sentia falta de falar sua língua em todos os lugares que ia. Sentiu falta de se encaixar sem questionar. Sentia falta de ser chamada pelo seu nome de nascimento, apesar de ter sido ela quem decidiu usar Faith nos Estados Unidos. Ela sentia falta de comida, música, pontos turísticos e da simples diversão de se sentar com a família e os amigos comendo, rindo e conversando. Ela sentia falta de não ter que se repetir ou não entender as referências culturais que as pessoas faziam em aulas ou círculos sociais. Sentia falta de casa. Ela veio à terapia para sofrer e descobrir uma maneira de estar em sua casa interior, enquanto estivesse bem longe de sua casa real. Uma parte de sua jornada incluiu a conexão com outros estudantes internacionais e, em seguida, pessoas de uma grande comunidade de seu país de origem. Uma parte da jornada também incluiu responder à discriminação e libertar-se da vergonha por ser diferente.

Considere o que você perdeu durante seu(s) período(s) de desconexão. Você perdeu tempo enquanto vivia a vida de outra pessoa, tentando ser alguém que não é ou perseguindo o que não era para você. Talvez tenha perdido a esperança, o que o levou a se estabelecer porque não acreditava mais, ou quem sabe nunca acreditasse, que você poderia ter coisas boas na vida. Além disso, é capaz de ter perdido sua fé, sua crença em Deus, em si mesmo ou em outras pessoas.

Lembra-se de quando você costumava acreditar nas possibilidades plenas da vida em vez de suas atuais circunstâncias temporárias? Com o passar do tempo, a amargura pode ter assumido o controle, logo você não apenas desistiu de seus sonhos, mas ainda atingiu outros sonhadores, assumindo que os estava protegendo da decepção. Quem sabe ter se ajustado a uma visão esvaziada e confinada da realidade e perdido alguns sonhos e certas esperanças ao longo do caminho.

PERDAS DE RELACIONAMENTO

Antoinette, uma jovem branca surda, entorpeceu a dor do abuso infantil com o vício. Enquanto usava e abusava de substâncias, ela maltratou e mentiu para vários membros da família e amigos. Enquanto trabalhava em sua sobriedade, ela começou a ver as feridas profundas que havia causado, manifestando-se no fato de que muitas pessoas não confiavam nela ou não queriam estar perto dela. Ela teve que lamentar essas perdas e assumir a responsabilidade pelas maneiras as quais criou ou aprofundou essas desconexões. Algumas pessoas estavam dispostas a trabalhar com ela na reconstrução do relacionamento e apoiaram sua recuperação. Outros não estavam dispostos a acreditar que ela poderia ser diferente, e ela teve que lamentar que esses relacionamentos eram irreparáveis, pelo menos no período atual.

Durante os períodos de desconexão, você teria perdido sua confiança, assim não defende mais a si mesmo. É possível que tenha chegado ao ponto de aceitar qualquer coisa. Você pode se surpreender com algumas das circunstâncias que tolerou e a disfunção que acomodou. Quando você se perdeu de vista, talvez, sem saber, permitiu que suas feridas tomassem decisões por você. Quando se está ferido, é difícil cuidar de si mesmo, quem dirá manter amizades e relacionamentos amorosos.

É provável que tenha baixado seus padrões e liberado todas as expectativas depois de perder a fé nos relacionamentos e em si mesmo. Lembra-se de quando você costumava pensar que amigos reais o tratariam com amor, estima e honestidade? Lembra quando você costumava pensar que um relacionamento com alguém que o honrava era possível? Lembra-se do tempo antes de começar a acreditar que todos eram terríveis, logo poderia muito bem se apegar ao terrível, certo?

PERDAS DE SAÚDE

Amelia, uma mulher negra de 43 anos, enfrentou muita dor, bullying e discriminação com base em seu tamanho. Ela tem enfrentado muitos problemas em relação à comida a vida toda. Ela cresceu em uma casa com um dos pais que era instável emocionalmente e outro que estava desconectado do emocional. Não havia muita afirmação verbal ou dinheiro extra para presentes, mas seus pais expressaram seu cuidado com comida e abrigo. Agora adulta, Amelia sente-se a mais amada e cuidada quando come e faz compras. Enquanto as pessoas podem ser saudáveis em uma variedade de tamanhos, a saúde de Amelia sofreu: ela tem pressão alta, diabetes tipo 2 e apneia do sono. Suas compras também criaram muitas dívidas, o que contribuiu para sua depressão e ansiedade. Sua volta para casa incluiu o luto pelas perdas emocionais de sua infância, a criação de relacionamentos saudáveis e estratégias de enfrentamento em seu presente e a cura de seu relacionamento com seu corpo para substituir a vergonha pelo amor-próprio.

Nos períodos em que você perdeu a conexão consigo mesmo, ainda pode ter perdido o sono, o apetite e a saúde. O estresse aparece em seu corpo, mesmo que você diga que está bem, seu corpo conta uma história diferente. Seu corpo não foi projetado para viver em constante estado de vigilância, mas para responder à crise e, em seguida, retornar ao equilíbrio. Quando você vive com estresse e perigo constantes, seu corpo paga um preço.

PERDAS PROFISSIONAIS

A desconexão de si mesmo ainda é capaz de levar a perdas financeiras, porque você não está operando a partir de um lugar de sabedoria ou clareza. É bem possível que tenha começado a executar abaixo de sua capacidade porque havia muita coisa sobrecarregando você. Tente não se julgar duramente por oportunidades, dinheiro ou posições que você perdeu quando se perdeu de vista.

Eu trabalhei com vítimas de assédio sexual, na maioria das vezes são pessoas que tiveram um bom desempenho em seus trabalhos até que o assédio começou.

Como resultado do assédio, elas começaram a chegar tarde, perdendo mais dias e ficando ansiosos e distraídos. Elas não conseguiam se concentrar porque estavam em constante vigilância ao agressor. Seus trabalhos sofreram, e assim o mesmo supervisor que os assediou os escrevia e dizia que eles não estavam funcionando no nível esperado.

Examine as vezes em que você foi forçado a se desconectar de si mesmo e pense em como isso afetou sua educação e trajetória de trabalho. Alguns professores ou supervisores podem tê-lo descrito como estando distraído enquanto você estava se esforçando para esquecer memórias dolorosas e perdas. Mesmo aqueles de vocês que foram bem-sucedidos são capazes de mostrar uma maior apreciação por tudo o que realizaram em meio ao trauma. Se você não tivesse que gastar toda essa energia lutando contra as teias de aranha do seu passado e presente, seria capaz de ter-se dedicado mais a sonhos, esperanças, alegria e amor.

PERDAS DE SAÚDE MENTAL

Kareem foi diagnosticado com transtorno bipolar em seus 20 e poucos anos. Embora o diagnóstico, o subsequente tratamento e a medicação trouxessem algum alívio, ainda houve perdas que ele e sua família tiveram que sofrer. Ele teve que lamentar a falsa crença de que seus desafios eram temporários e poderiam ser gerenciados apenas pela força de vontade e determinação. Ele teve que lamentar as consequências que foi deixado para enfrentar por causa de seus episódios depressivos. Ele teve que lamentar as coisas prejudiciais que fez quando era maníaco. Ele teve que lamentar o fato de que algumas pessoas que o viram quando não estava tomando medicação agora estavam com medo dele. Ele teve que lamentar o estigma que o fez ter medo de contar a novos amigos e potenciais parceiros amorosos sobre seu diagnóstico. Ele teve que lamentar a conexão perdida com os membros da família que não "acreditavam em doença mental" e dizia que ele só precisava se acertar com Deus. Criamos espaço para o luto e também começamos a reimaginar a vida que ele queria construir.

Dê a si mesmo espaço e permissão para lamentar as perdas que vivenciou não apenas em sua saúde física e vida profissional, mas ainda em seu bem-estar psicológico. Estar desconectado de si mesmo pode aprofundar a depressão. Tem a capacidade de deixá-lo mais ansioso ou inseguro ou tornar mais difícil confiar em si mesmo e nos outros. A falta de moradia psicológica é uma sensação de estar emocionalmente perdido ou desconectado de si mesmo. Para alguns de vocês, a sensação de falta de moradia psicológica talvez tenha levado a pensamentos suicidas, porque desejava poder escapar de sua vida ou dor. Considere os métodos usados no passado ou no presente para medicar sua dor: arfar, intrusão, doces ou qualquer outra coisa.

PERDAS ESPIRITUAIS

Você tem dons espirituais e propósito espiritual em sua vida. No entanto, quando se está desconectado de si mesmo, será difícil ver seus dons, talvez confundir com um senso de significado ou se envolver em uma prática espiritual regular. Quando você se sente espiritualmente perdido, a ideia de estar em sua casa espiritual interior pode parecer inatingível. Você pode ver os outros em jornadas espirituais que soam gratificantes, mas você pode nunca ter experimentado o que eles descrevem, ou era uma parte tão distante do seu passado que não se sente mais conectado a ele. É possível ter participado de serviços espirituais ou religiosos, workshops, conferências ou retiros e visto todos os outros envolvidos, conectados e fortificados, enquanto você saiu sem sentir nada. Isso pode ter sido porque você estava sonhando acordado com o que faria mais tarde, observando o que todos os outros estavam fazendo ou criticando a experiência. Tudo isso são barreiras para estar em casa dentro do seu espírito. Voltar a casa para o seu espírito é arriscar a vulnerabilidade de estar presente sem a distração de monitorar e criticar outras pessoas. O retorno espiritual ao lar é uma abertura para o que está acontecendo dentro de você, despertando as partes de si mesmo que estão além do medo, trauma, julgamento ou da pressão social. Pode ter havido momentos em sua vida em que havia tanta coisa acontecendo que era difícil se concentrar na respiração, em Deus, na fé ou na esperança. Na ausência de autocompaixão e graça, e na presença de uma conversa interna negativa ou de mensagens comunitárias condenatórias, é possível ter-se culpado e envergonhado a si mesmo por suas lutas espirituais. Ao considerar suas perdas espirituais e suas experiências de desconexão, julgamento, confusão, vergonha, impotência e tristeza.

A cura requer dizer a verdade. Há momentos em que os outros querem que você se apresse e supere sua dor porque eles estão desconfortáveis com ela. Se você for honesto, admitirá que houve momentos em que não pôde ou escolheu não se sentar com sua dor, logo você tentou se convencer de que estava acima disso. Ao voltar para a casa interior, tome a decisão de manter espaço em seu coração para lamentar as coisas e pessoas que você perdeu durante seus períodos de desconexão.

Muitos de nós foram silenciados pela espiritualidade tóxica. Mensagens como "apenas seja grato porque os outros estão piores" ou "apenas olhe para o lado positivo e conte suas bênçãos" carecem de compaixão. Reencontrar-se significa que não precisamos da Olimpíada do Trauma para decidir quem está pior. Sua dor por suas perdas é significativa; pelo menos permita que seja significativo para você. Por exemplo, durante a pandemia de covid-19, alguns trabalhadores essenciais compartilharam sua angústia sobre o risco de contaminação, enquanto outros responderam dizendo: "Você deveria ser grato por ter um emprego." Este tipo de vergonha e silenciamento não é curativo ou útil. Outro exemplo é quando as pessoas tentam dar às coisas um significado espiritual tóxico. Eu tive uma cliente que foi molestada, e seu pastor lhe disse que o abuso sexual de seu pai era um teste de Deus para ver se ela amava a Deus de todo o coração ou se ela sucumbiria sua fé. A falta de compaixão, a responsabilidade e o cuidado por pessoas que afirmam ser espirituais ou religiosas podem levar a mais perdas para aqueles na jornada de reencontrar-se. Deixe-me dizer com clareza que as pessoas equivocadas ou mesmo odiosas que têm algum tipo de autoridade espiritual não tem a palavra final em sua jornada espiritual a casa interior. As pessoas que se revelam prejudiciais ao seu bem-estar, à sua segurança e ao seu espírito são obstáculos na jornada para casa. Você precisará andar ao redor delas para recuperar seu espírito, sua mente, seu coração e corpo.

BANCO DO ENLUTADO: UM CONVITE AO LAMENTO

Ao mesmo tempo em não estou com você fisicamente, eu estou de emocional e espiritualmente. Há ainda uma comunidade construída em torno do *Homecoming Podcast* e este livro em solidariedade com você e torcendo pela nossa jornada coletiva para casa. Ao lado desta grande nuvem de testemunhas, encorajo-os a dar plena permissão para reconhecer a dor, o arrependimento e as perdas. Neste altar ou banco do enlutado há espaço para todas as maneiras pelas quais sua dor aparece, desde que não esteja prejudicando a si mesmo ou aos outros. Pode aparecer em choro, oração, tremor, sacolejo, suspiro, aperto de músculos, respiração superficial ou gritos. Você pode sentir o desejo de fazer uma pausa neste capítulo e, se o fizer, tudo bem. O resto deste capítulo estará aqui esperando por você quando retornar. Apenas saiba que fazer uma pausa é diferente de fugir da verdade, que é exaustiva e, em última análise, ineficaz. Portanto, quando você estiver pronto para enfrentá-lo, será capaz de continuar a jornada.

Você pode derramar sua dor em uma tela ou em seu diário. Talvez queira cantar ou dançar. Você pode querer massagear o pescoço e as costas ou começar a respirar fundo. Ainda é possível apenas querer se sentar e se ver, sentar-se e se sentir. Ao sentar-se com suas perdas, descobre que pode conhecê-las, sentir a dor e não se afogar nela. Você pode sentir e ainda respirar ou recuperar o fôlego. Ao sentar-se com suas perdas não reconhecidas, é capaz de começar a dizer a si mesmo a verdade sobre a mágoa, decepção, raiva, tristeza ou culpa.

A verdade pode ser que você não gosta do estado atual de sua vida, independentemente do que os outros possam pensar. É provável estar ciente de que você não está nem perto de onde gostaria de estar nesta idade. O objetivo de dizer a si mesmo a verdade não é se sentir mal com isso, mas motivá-lo a mudar os aspectos de sua vida que deseja revisar, reconstruir, libertar ou recuperar. As perdas da vida podem motivá-lo a voltar para a casa interior. Para recuperar sua vida, seu tempo, sua saúde, seus sonhos e sua voz.

Bem-aventurados os que choram, porque serão consolados.

— Mateus 5:4

Identifique as perdas que você deseja recuperar. Talvez você queira recuperar sua aceitação de seu corpo, sua vida de oração, seu conforto com afeto, suas amizades negligenciadas, seus objetivos educacionais ou até mesmo sua autoconfiança. Quando você renova sua clareza e decide não mais se esconder na confusão, acelera a jornada para casa. Há momentos em que você sabia o que queria, sentia ou pensava, mas sua insegurança era tão grande que era mais fácil se esconder na confusão porque lhe dava permissão para não agir.

É possível dar um passo à frente neste momento e reconhecer: "Não estou confuso sobre o que sinto, penso ou quero. Sinto medo." Há algumas coisas que você já sabe, logo não precisa ficar pesquisando mais pessoas, procurando permissão de seu terapeuta, orientador espiritual, amigos ou familiares.

Você tem sabedoria interior. Há uma palavra suaíli, *kujua*, que em geral significa saber, mas alguns traduzem essa palavra como "lembrar do que eu já sei". Neste momento, ative a sabedoria e o conhecimento que já estão em você, para que não precise mais se apegar à confusão. Você pode pelo menos reconhecer que "Eu sei, mas não estou pronto". (Talvez não esteja pronto para dizer a verdade em voz alta, ou para deixar ir certas pessoas ou estações, ou para caminhar na direção de seus sonhos.) Você pode querer saber neste momento que não tem certeza do caminho a seguir, mas sabe que onde você está agora não é onde quer ficar, seja esse lugar físico, espiritual, psicológico, social ou vocacional.

Embora existam algumas perdas que você consegue recuperar ou reconstruir, você deve reconhecer as pessoas e as coisas que se foram e não voltarão. Se você perdeu tempo fazendo coisas ou estando com pessoas que o drenaram mais do que o edificaram, você pode lamentar isso enquanto ainda vê maneiras pelas quais esse tempo não foi uma perda total. Ainda será capaz de lamentar as pessoas que você não pode recuperar por questões de morte, divórcio ou outras rupturas no relacionamento.

Enquanto você lamenta essas perdas, esteja aberto a novas fontes de esperança, ou mesmo espere pelo retorno do que você perdeu. Seu pai pode ter morrido, abandonado você ou não ter aparecido para você emocionalmente, mas é possível conhecer novas pessoas que o orientam, o protegem, o defendem ou o nutrem. O divórcio pode ser definitivo, mas no futuro, se estiver aberto a ele, um novo amor pode estar disponível para você. Talvez possa ter falhado miseravelmente nesse exame, porém haverá oportunidades de tentar outra vez em outra classe ou em outro ano. Você pode ter perdido a oportunidade de trabalhar com uma pessoa que o teria ajudado profissionalmente, no entanto você pode conhecer outras que abrirão futuras portas. É capaz de ter sofrido aborto espontâneo ou infertilidade, no entanto, encontrou alguma alegria em abençoar outras crianças que entraram em sua vida de várias maneiras.

Você recupera as perdas que pode e se abre para novas manifestações de alegria. Não se trata de substituir pessoas porque elas não podem ser substituídas, porém trata-se de vivenciar perdas e ainda ter uma vida inteira.

O luto e a recuperação são um processo contínuo, porque estamos sempre crescendo, mudando e evoluindo. Então se recupere. Recupere sua música, seus poemas, sua dança e até mesmo seu apetite.

Um dia, quando eu estava de folga da faculdade, uma querida amiga veio até minha casa e ela estava chateada com um rompimento. Minha mãe fez o jantar, e minha amiga disse que não queria comer porque estava chateada com o acontecimento. Minha mãe falou: "Você nunca deixa um homem tomar seu dinheiro ou seu apetite; é melhor você vir a esta mesa e comer este alimento."

Eu não sei o que foi tirado de você, mas sei que há um mundo inteiro que ainda está disponível para você. Mais importante, precisa se tornar disponível para si mesmo. Você se abrirá para receber? Você abrirá seu coração, sua mente e seu espírito para não viver mais fechado? Você despertará para a verdade articulada por Fannie Lou Hamer, que ao olhar para a onipresença do trauma e da opressão, questiona: "você está doente e cansado de estar doente e exausto?"

Às vezes, você pode ter sido seu pior inimigo. Em outras, no entanto, ter encontrado perpetradores, abusadores, racistas, violadores e inimigos que tiraram coisas de você de propósito. Logo, se você deu partes de si mesmo ou elas foram roubadas de você, eu o convido a recuperar o que puder.

Tome a decisão de não usar mais o traje e recite as falas que os outros querem ver e ouvir. Ao viajar para casa, pegue o script que lhe foi entregue e devolva-o ao remetente. Você começará a ter a confiança para reconhecer e dizer quando algo não é para você.

DEVER DE CASA

Eu convido você a escolher uma coisa que vai ter de volta. Pode ser algo que você pode recuperar hoje, ou pode levar anos. Talvez queira recuperar seu descanso e se comprometer a ir para a cama mais cedo, ou recuperar sua educação e voltar para a escola. Você pode querer recuperar sua saúde física e se comprometer a se exercitar e comer alimentos mais nutritivos, ou recuperar sua saúde mental e se comprometer com a terapia. Alguns de vocês podem ter perdido seus filhos por causa de um vício ou um relacionamento abusivo. Se for possível que você vá ter aulas e acessar recursos para ter mais estabilidade em sua vida para que possa recuperar seus filhos, considere tomar essas medidas. Você pode ter perdido o contato com seus filhos durante um divórcio, mas quer recuperar ou reconstruir relacionamentos com eles agora, se isso for possível. Ter perdido um relacionamento devido a uma falta de vontade de pedir desculpas e fazer as pazes. Talvez hoje seja o dia em que você queira fazer essa ligação. Ter perdido sua confiança para tentar coisas novas, e hoje é o dia em que você considera se candidatar a um novo emprego, reingressar no mundo do namoro ou procurar uma nova comunidade espiritual. Pode ter perdido sua capacidade de dizer não, mas a partir de hoje, você se compromete a proteger seu tempo, sua energia e sua saúde mental, sendo mais seletivo com seus "sins".

Se as seguintes palavras se alinharem a você, lê-las em voz alta pode plantá-las em seu coração:

Eu não entreterei mais nada que exija que eu seja algo que eu não sou.
Eu tomo uma decisão radical e revolucionária de vir para o que é meu,
e nada me afastará de mim.
Que assim seja, e assim é.

Hoje, ao dizer a si mesmo a verdade sobre suas perdas e se dar permissão para sofrer, convido-o a se recuperar, permitindo que sua alma diga ao seu coração, sua mente, seu corpo e espírito:

"Bem-vindo ao lar."

CAPÍTULO DEZ
CURA DE SEPARAÇÕES E DIVÓRCIO

Há alguns anos, eu estava pastorando um grupo de mulheres em uma igreja local. No final de uma reunião, uma mulher se aproximou de mim com agitação. Ela compartilhou que havia gostado, porém desejava se certificar comigo de que estava tudo bem para ela estar ali. Fiquei intrigada e pedi a ela que explicasse o que queria dizer. Ela compartilhou que havia passado por um divórcio recente e, por causa disso, foi rejeitada em sua antiga igreja. Entristeceu-me que uma mulher que estava com o coração partido tivesse sido afastada de um lugar que deveria ser um santuário. Na maioria das vezes, quando as pessoas experimentam desgosto, elas acham difícil obter ajuda na jornada de volta a casa interior.

Quando você teve um relacionamento que terminou, isso pode atrapalhar seu senso de identidade. Muitas vezes, mesmo no meio do relacionamento, é possível já ter começado a se perder porque vinha se esforçando em apoiar alguém. Seja qual for a profundidade do relacionamento, se durou semanas, meses ou anos; se terminou em um divórcio, uma separação ou um rompimento, eu quero que saiba que seu coração é importante e o seu desgosto são tão importantes quanto. Eu os convido a criar um lugar seguro para si mesmos, um santuário onde vocês não precisem tentar mantê-lo unido. Crie um espaço onde não precise convencer seu ex-parceiro, outras pessoas ou até mesmo a si mesmo de que você está bem.

Dê a si mesmo um lugar seguro onde possa ser honesto consigo mesmo sobre desgosto, decepção, tristeza, mágoa, raiva ou confusão. Permita-se ser honesto sobre esses sentimentos de desespero, humilhação, solidão, choque e para alguns de vocês... alívio. A realidade é que poderia experimentar mais de um desses sentimentos ao mesmo tempo. Você se sentiria ansioso e irritado ou aliviado e triste. Essas emoções podem coexistir, então o primeiro passo para a cura após um rompimento é sair da negação. A verdade é que acabou; se parecer certo, você pode apenas querer sussurrar isso para si mesmo: "Acabou. Acabou."

Alguns de vocês têm segurado a respiração, esperando. Talvez esperando que a outra pessoa mudasse de ideia e escolhesse você. Poderia até ser o único que decidiu acabar com isso, mas ainda está em choque por estar sozinho outra vez ou sobre a maneira como terminou. A situação pode não parecer real para você, porque quando coloca sua confiança em uma pessoa, um relacionamento ou um casamento, você tem certas suposições ou expectativas que não são atendidas. Você pode ter se sentido igualmente certo de que o relacionamento duraria, assim, quando o tapete foi puxado de baixo de você, ele o surpreendeu. Sentir-se decepcionado por si mesmo, pela outra pessoa, pelo amor ou até mesmo por Deus (aqueles de vocês que oraram para que as coisas fossem diferentes). Embora possa não ter imaginado que estaria sozinho neste momento de sua vida, a verdade é que o relacionamento realmente acabou, e é hora de se curar e recomeçar.

SENTAR-SE COM SEUS SENTIMENTOS

José, um homem latino, pai de três filhos, nunca esperaria que seu casamento interracial terminasse em seus 50 anos. Depois de resistir às tempestades da rejeição de suas famílias em seus primeiros anos, ele e sua esposa ficaram presos em um ciclo onde estava emocionalmente desligado e ela sentia raiva, eles continuariam a tentar tolerar um ao outro. Quanto mais emocionalmente indisponível ele estava, mais irritada ela ficava, e quanto mais irritada ela ficava, mais ele se desconectava. Sua esposa queria o divórcio, mas José orou para que Deus salvasse seu casamento. Não aconteceu. Anos mais tarde, ele ainda está em choque e de luto, lamentando a visão do que acreditava que seu casamento deveria ser e se sentindo rejeitado por Deus por não responder às suas orações. Ele veio à terapia precisando de uma volta para casa, para lamentar não apenas a perda de seu casamento e fé, mas ainda a perda precoce de seu melhor amigo de infância para o câncer, e para explorar suas ideias sobre si mesmo, intimidade e Deus.

Ao reconhecer o fim de um relacionamento, é importante que você se sente e aceite o que sente sem julgamento. Libere a pressão do que seus amigos, sua família ou até mesmo seu ex dizem que você deve sentir. Essas pessoas não são você, logo não precisa de sua aprovação, concordância ou permissão para sentir o que sente. Mesmo que você esteja saindo de um relacionamento doentio, uma parte de você ainda pode sentir falta da pessoa. Por que você sentiria falta de alguém que não o tratava bem? Vocês tiveram uma história juntos, estavam conectados de algumas maneiras, houve alguns bons momentos, e eles poderiam ter tratado vocês melhor do que outros no passado. Por outro lado, mesmo que a pessoa tenha sido muito gentil, mas você não tenha sido realizado na relação, é possível se sentir aliviado, porém culpado por terminá-la. Diga a si mesmo a verdade sobre o que sente, por mais facetado ou complicado que seja. Dê a si mesmo o dom da honestidade, porque não se cura o que você não reconhece.

Dê a si mesmo espaço e tempo para sofrer, refletir e curar. A cura e o sentimento não precisam ser rápidos. Você não precisa chorar uma vez, enviar-lhes um milhão de mensagens de texto e declarar que está melhor agora. Suas emoções podem ter entrado em erupção em um momento, mas o trabalho de cura leva tempo e espaço. Não fuja dele ou o apresse se ocupando com o trabalho, enterrando-se no sono ou se sobrecarregando com distrações intermináveis.

ESCOLHA VOCÊ: AFIRME SEU VALOR

Lisa, uma mulher asiática de 36 anos, viveu com seu namorado por mais de uma década, esperando que ele se casasse com ela. Ele compartilhou desde cedo suas reservas em relação ao casamento, no entanto ela esperava que, com amor e paciência, ele mudasse de ideia. No final de seu relacionamento, não havia comunicação e apenas sexo ocasional. Lisa enfim rompeu formalmente, porém sentiu que seu parceiro de longo prazo havia terminado por se recusar a se casar. Ela se sentiu devastada por ter dado tantos anos da sua vida a um relacionamento que não terminou com a vida familiar que desejava. Ela também se sentia indigna e insegura por ter dado o que sentia ser o seu melhor, não a perfeição, mas o esforço consistente ao longo do tempo, e isso não ter sido suficiente. Sua dor se intensificou quando, um ano depois, seu ex ficou noivo da pessoa que ele começou a namorar logo depois que ele e Lisa terminaram. Lisa teve que mudar o foco de seu ex-namorado e sua noiva e começar a se curar e se reconstruir. Sua jornada para casa não poderia ser atrasada esperando que o ex-namorado reafirmasse seu valor.

Você é valioso e digno de ser amado. Os rompimentos podem partir seu coração, quebrar sua confiança, destruir sua autoestima. Se a afirmação do seu parceiro em amar e escolher você o elevou, sua ausência pode desmantelá-lo. Isso pode ser devastador, ainda mais se esse relacionamento foi central para a sua ideia de quem é. Se o seu parceiro era a sua base, o seu espelho, a sua fundação e a sua identidade, a devastação pode parecer intolerável. Precisará escolher e se afirmar para voltar para casa interior, para a liberdade. A autoafirmação será mais sustentável e curativa do que pular para um relacionamento rebote, procurando a aprovação dos outros sem nunca curar e aprovar a si mesmo. É verdade que uma parte da cura é relacional e ocorre em conexão com os outros, porém é verdade que um aspecto da cura é interno: psicológico, espiritual, físico e emocional. Convido-o a escolhê-lo antes do outro, e a amar a si mesmo em vez de procurar o amor nos lugares errados. Convido-os a se curar e a se afirmar antes de sair pelo mundo, famintos por elogios e sedentos de serem vistos. Atreva-se a acreditar que seu valor e amor por si mesmo não dependem de alguém para isso.

Lembre-se de apreciar sua identidade além de ser queridinho(a), namorado(a), esposa, marido, parceiro(a), ou noivo(a) de outra pessoa. Você é mais do que esses rótulos e essas identidades. Voltar para casa interior após um desgosto requer se reencontrar consigo mesmo e apreciar a si mesmo.

APRENDA COM SEU RELACIONAMENTO

Assim como você cuida das feridas no término de um relacionamento, não negligencie a oportunidade de aprender com isso.

- O que você aprendeu sobre si mesmo?
- O que você aprendeu sobre suas necessidades e seus desejos?
- O que você aprendeu sobre comunicação?
- O que você aprendeu sobre quem e o que você acha atraente?
- O que você aprendeu sobre gentileza, compaixão e perdão para si mesmo e dos outros?
- O que você aprendeu sobre intimidade e conexão?
- O que você aprendeu sobre o amor?
- Que sinais de alerta você descobriu?
- O que e quem você descobriu que é a cura para você?

Na maioria das vezes, no final de um relacionamento, declararemos que não conseguiríamos ver o fim chegar de jeito algum. Em alguns casos, isso é verdade, mas em outros, não é. Eu encorajo você a olhar para trás no período inicial do relacionamento e ver se houve coisas que notou, mas não achou que eram um grande problema. Às vezes, ignoramos os sinais de alerta, esperando ou assumindo que a outra pessoa mudará com o tempo. O propósito de olhar para trás não é culpar ou envergonhar a si mesmo, mas dar-lhe sabedoria e conhecimento à medida que você segue com sua vida.

Não sabemos que devemos procurar algumas coisas até que tenhamos a experiência de vida que nos revele que elas são importantes. Talvez você tenha aprendido com as consequências a importância para você e seu parceiro terem abordagens semelhantes ao planejamento financeiro, parentalidade, fé, tempo sozinho, tempo com amigos, conflito, política, uso de substâncias ou fidelidade. Às vezes, nos apaixonamos pelo potencial de uma pessoa em vez de quem ela é no momento.

Não só aprendemos sobre a pessoa e o relacionamento, como também sobre nós mesmos. Considere se há feridas não curadas que tinha antes mesmo de conhecer essa pessoa, e como elas podem ter contribuído para você escolhê-las ou para como você apareceu no relacionamento. Feridas da infância e relacionamentos passados podem afetar suas expectativas, suposições e respostas e podem prepará-lo para dinâmicas relacionais insatisfatórias. Ao priorizar a cura de seu coração partido, você pode considerar abordar outras experiências dolorosas que o afetaram. Os maus-tratos em seu passado podem torná-lo mais inclinado a aceitar ou ignorar os abusos contínuos. É importante que você não se culpe, porque ninguém merece maus-tratos. Ainda pode ser útil reconhecer experiências passadas que poderiam ter feito você pensar que o amor significa resistência e tolerância, não importa o que aconteça. Um rompimento é capaz de nos dar a oportunidade de desaprender e reaprender as maneiras pelas quais queremos experimentar, dar e receber amor.

Se você foi o único a partir o coração de outra pessoa, é importante examinar as maneiras pelas quais tenha sabotado o relacionamento como resultado de feridas não tratadas. Considere o modo como você falou e tratou a pessoa e lidou com os problemas que surgiram. Podemos aprender com ambos o que foi feito a nós e o que fizemos aos outros. Ao aprender com o passado, estamos em um lugar melhor para curar e fazer escolhas diferentes no futuro. Se, no entanto, está escapando de um relacionamento abusivo, *não* assuma a responsabilidade pelo abuso. Você não merecia isso, e não há justificativa para isso.

Independentemente de como o relacionamento terminou, é preciso dar-se espaço para reincidência, honestidade e humildade em dizer a si mesmo a verdade a respeito do que aconteceu dentro de si e entre você e o parceiro. A verdade e o conhecimento nos guiam de volta a casa interior.

CONEXÕES NUTRITIVAS

Monique, uma enfermeira negra de 30 e poucos anos, ficou chocada quando sua esposa há nove anos teve um caso. Sua esposa revelou depois de perceber que havia adquirido uma infecção sexualmente transmissível. Monique ficou de coração partido e sem palavras. Ao passar pelo processo de divórcio, ela descobriu que ninguém em seu círculo de amizade poderia se relacionar. No círculo de amizades ninguém havia se casado ou ainda estavam casados. Monique encontrou espaço sagrado em um grupo de apoio para pessoas separadas ou divorciadas. Nas reuniões semanais do grupo, ela apreciava ser capaz de ouvir e obter insights das experiências de outras pessoas, compartilhar sua história sem medo de julgamento e aprender maneiras saudáveis de lidar com os facilitadores.

Ao curar, cultive e alimente amizades positivas. Às vezes, quando nos isolamos, podemos reproduzir em nossa mente um roteiro distorcido, que os psicólogos descrevem como distorção cognitiva. Se não tivermos alguém para trocar ideias, provavelmente continuaremos dizendo a nós mesmos coisas que não são verdadeiras. Estar com boas amizades que podem ser honestas e atenciosas pode nos ajudar a navegar na jornada para casa.

Eu ainda encorajo você a considerar a terapia para que possa conversar com alguém que não tenha uma agenda superlotada e que possa tentar ouvir as coisas de uma perspectiva imparcial. A terapia seria um lugar de reflexão, crescimento e cura. Você não precisa se defender ou se explicar demais. Algumas semanas você pode precisar de mais silêncio e, em outras, talvez precisar expressar sua tristeza ou raiva. Onde quer que esteja é aceitável, pois o espaço terapêutico é para você.

Se está passando todo o seu tempo sozinho, isso pode ampliar seu sentimento de solidão, o que às vezes pode levar você de volta a uma situação que não é boa para você. Passar tempo com pessoas positivas, familiares, amizades e terapeutas pode ajudá-lo a tolerar este período desconfortável de sua vida. Nutrir as pessoas não exige que você seja falso. Não precisa demonstrar alegria ou energia falsas, bem como qualquer outra coisa que não seja real. Na presença deles, você pode ser tudo o que é no momento, mesmo que desprovido. Estas são as pessoas com quem você pode se sentar em silêncio, ou chorar, esbravejar e até mesmo dar voz às partes de sua história que você ainda não compartilhou com mais ninguém. Elas não são pessoas para quem você tem que fingir ou atuar, elas não quebrarão sua confiança compartilhando seus segredos ou ridicularizando você. Boas conexões lembram quem você é além do relacionamento que teve com o ex e, com o apoio dessas amizades e familiares, você pode fazer a jornada para recuperar-se e até mesmo recriar-se.

GANHAR ESPAÇO

A menos que esteja definindo a coparentalidade com seu ex, convido-o a pensar em reduzir a comunicação e a interação, pelo menos enquanto ainda estiver se sentindo sensível logo após o término do relacionamento. Mesmo aqueles que são coparentais precisarão estabelecer alguns limites sobre quando, como e o que comunica. As necessidades de todos são diferentes, por isso não oferecerei detalhes sobre como definir esses limites, mas convido você a reconhecer a enorme mudança no relacionamento. Às vezes, as pessoas querem logo atualizar o status para amigos, sem se darem tempo para sofrer, curar ou processar o fim do relacionamento. Isso pode ocasionar confusão, mais danos e tristeza prolongada. Além disso, muitas pessoas não eram amigas antes de relacionar-se, então tentar recuperar algo que nunca existiu pode criar mais problemas. Se você decidir permanecer amigo, certifique-se de que o ex está tratando você da maneira que uma amizade verdadeira deveria.

Ganhar espaço por um período daria a ambos tempo para clareza e insight. Talvez você queira que o ex responda perguntas a respeito de suas ações no relacionamento, porém se ele ainda não se curou ou refletiu, poderia não ter as respostas que está procurando. Você acredita que precisa das respostas para se curar, mas muitas vezes no meio de um rompimento, a outra pessoa não está em um lugar para se envolver de uma maneira frutífera. Exigir respostas de uma pessoa inconsciente, desesperada, irritada ou magoada pode criar mais dor. Quando as pessoas falam de suas feridas e de sua defensiva, sem autorreflexão, pouca cura pode ocorrer para qualquer um.

Considere a maneira como você precisa criar espaço para sua cura e clareza. Isso pode significar deixar de seguir a pessoa nas mídias sociais, não contatar por telefone, não se encontrar pessoalmente e dizer a amizade em comum para não dar atualizações a respeito da sua vida. Dê a si mesmo espaço para respirar, emocional e fisicamente.

Cultive as outras amizades e ainda aprenda a apreciar a solidão. Você não precisa ter alguém em seu espaço com constância. É capaz de voltar a casa interior e realmente desfrutar do dom do silêncio. Passar tempo consigo mesmo não é um castigo. Pode ser doloroso não ter alguém para voltar para casa ou compartilhar seu dia, mas você é um presente, e se apresentar para si mesmo também é. Houve, sem dúvida, momentos dolorosos, incompletos ou difíceis no relacionamento. Agora você tem algum espaço sem a tensão. Ocupe-o. Ocupe sua vida, seu corpo, seu coração, sua mente e seu espírito.

Dependendo de suas circunstâncias, o ex não precisa necessariamente ficar fora de sua vida para sempre. Apenas dê a si mesmo espaço e tempo para crescimento, percepção e cura. Siga em frente quando estiver livre de bagagem.

FIM DA CONFUSÃO EMOCIONAL

A esposa de Jonathan pediu o divórcio, finalizado há dois anos. Ele ficou chocado e envergonhado, embora percebesse que sua infidelidade era a principal causa. A ex-mulher de Jonathan disse que eles poderiam ser amigos, mas seus amigos assistiram com preocupação enquanto ele continuava a esperar por uma reconciliação. Ele largava tudo sempre que ela ligava, comprava presentes extravagantes que ela nem imaginava em pedir e sofria silenciosamente quando começava a namorar outras pessoas. A vida de Jonathan estava em espera. Ele ignorou os avisos de amigos de que estava sendo usado. Enfim, ele veio à terapia depois de ter um ataque de pânico por causa de uma interação com a ex. Jonathan teve que reconhecer e lamentar o fim do casamento, o que significava que ele precisava parar de investir emocionalmente no relacionamento.

Depois de um rompimento, você precisará liberar qualquer investimento que tenha na opinião da pessoa a seu respeito. Se você fez mal, talvez queira confessar, pedir desculpas e até mesmo expiar por isso. Uma vez que você tenha abordado o dano, no entanto, não pode e nem deve viver fitando o passado. O ex pode não o perdoar, então você precisa aprender a viver com essas consequências, sejam justas ou não. Algumas pessoas podem pensar mal de você por causa do que fez, ou por causa da versão da história que ouviram da outra pessoa. Em geral, não é benéfico sair por aí tentando convencer as pessoas da sua narrativa. Isso pode criar mais estresse e conflito, atrasando sua cura. Quando você e o parceiro têm pontos de vista muito diferentes sobre o que aconteceu, é útil processar tanto sua percepção da experiência quanto qualquer verdade que possa residir nela. Isso requer espaço, maturidade e abertura. Faça as pazes consigo mesmo e com pessoas que são capazes de oferecer apoio e insight.

Ainda é importante liberar a necessidade de investigar tudo o que diminuiu na relação. Tentar identificar tudo o que houve verbalmente, sexualmente ou de outra forma pode ser uma missão interminável e insatisfatória. Dê-se permissão para dizer que sabe o suficiente. Mais detalhes provavelmente não mudarão nada para melhor e, na verdade, podem fazer você se sentir pior. Às vezes, as pessoas falam em círculos tentando descobrir se o ex já as amou. Esta pode ser uma discussão inútil e interminável. Eu encorajo você a se recentralizar em torno de sua cura e um novo começo. Você deve a si mesmo voltar para casa.

PÔR TERMO AO ENVOLVIMENTO SEXUAL

O desembaraço sexual requer dizer a si mesmo a verdade de que não é possível se importar com alguém em uma semana e, na semana seguinte, dizer que você fará sexo sem amarras. Sexo sem sentido com alguém com quem você teve um relacionamento significativo recente não funciona. Se você se enganar a respeito dos sentimentos envolvidos, isso pode levar a mais mágoa para você ou para a outra pessoa. Muitas vezes, um de vocês esperará reacender o relacionamento.

Além de liberar o envolvimento físico com o ex, você ainda precisa liberar quaisquer maneiras negativas pelas quais o relacionamento possa ter afetado sua imagem corporal, seu conforto com a intimidade ou sua confiança em se expressar sexualmente. Você estaria se apegando à crítica ou rejeição deles a você. Em vez de se avaliar com base em suas palavras ou com quem eles estão agora, escreva um novo roteiro, uma canção de amor para si mesmo. Comece a se elogiar e afirmar-se. O ex não consegue ter a palavra final em relação à sua beleza, atratividade ou sexualidade. Cabe a você rever sua percepção de si mesmo.

ENRENDAMENTOS ADICIONAIS

Se você não está mais em um relacionamento, deve fazer tudo o que puder para se separar financeiramente da outra pessoa. Isso, é claro, não inclui pensão alimentícia e apoio infantil, esses tipos de compromissos. Permanecer financeiramente enredado pode atrasar sua cura. Tenha cuidado para que o dinheiro não esteja sendo usado para controlá-lo, manipulá-lo ou exigir acesso contínuo. Quando houver arranjos financeiros em andamento, tente manter a comunicação em torno deles mínima, respeitosa e honestamente.

Uma última área de desengajamento é espiritual. Nós nos conectamos espiritualmente com pessoas em quem investimos tempo, energia e amor. Se isso ressoa com você, convido-o a colocar uma mão sobre seu coração e uma mão sobre seu abdômen e concentre-se em sua respiração. Respire no seu próprio ritmo. Convido você a visualizar o ex. Veja-os com clareza e repita as seguintes palavras se elas parecerem certas para você. (Se as palavras não se alinharem, você pode dizer o que sente ser verdadeiro em seu coração, sua mente, seu corpo e espírito.)

Eu liberto você.
Eu liberto você das minhas emoções.
Eu liberto você do meu coração.
Eu liberto você da minha mente.
Eu liberto você do meu corpo.
Eu liberto você do meu espírito.

Faça uma pausa sagrada para refletir sobre esta libertação.

A cura não é apenas psicológica e espiritual, mas ainda física. Como um ato de cura incorporada, convido-o, seja em pé ou sentado, a começar a tirar o pó do físico. Considere qualquer pensamento, palavra ou ação do relacionamento que tenha deixado um peso sobre você, e use suas mãos para tirar o pó do seu rosto, seu pescoço, seus ombros e todo o seu corpo. Ao tirar a poeira, lembre-se de respirar.

DEVER DE CASA

Uma vez por dia, durante semana seguinte, convido-o a colocar uma mão sobre a cabeça e uma mão sobre o coração e imaginar-se. Veja seu rosto olhando para você e repita as seguintes palavras (ou outras que ressoam contigo).

Eu escolho você.
Você é digno de amor.
Você é digno da graça.
Você é digno de compaixão.
Eu escolho você.

Agora você pode respirar fundo ao remover as mãos.

Convido sua alma a dizer ao seu coração, sua mente, seu corpo e espírito: "Bem-vindo ao lar."

CAPÍTULO ONZE
LIDAR E CURAR UM AMBIENTE DE TRABALHO TÓXICO

Trabalhei em um ambiente tóxico por alguns anos, e foi desgastante — emocional, física e espiritualmente. Um colega de trabalho foi uma graça salvadora para mim naquele lugar. Conversávamos, orávamos e planejávamos juntos enquanto tentávamos navegar naquelas águas difíceis. A saída de minha amiga para sua angústia envolvia reorganizar e limpar sempre seu escritório, enquanto minha angústia se manifestava nas pilhas crescentes de papel em minha mesa. Nas reuniões, quando as coisas saíam dos trilhos, era uma bênção saber que ela estava na sala e, enfim, deixamos o trabalho na mesma época. Os dons daquele lugar incluem o trabalho que pude fazer, as amizades contínuas que começaram lá e uma maior apreciação pelas situações de trabalho subsequentes que me deixaram muito mais à vontade.

Encorajo-o a pensar em momentos em que esteve em um ambiente de trabalho psicologicamente prejudicial e desgastante. Alguns de vocês podem não ter que pensar muito para trás, porque talvez esteja a trabalhar em tal lugar hoje. Passar muito tempo nesses espaços pode fazer com que se desconecte de si mesmo. Você precisará curar e se reconectar para que possa seguir em frente de maneira autêntica e livre nas formas que realmente fortalecem seus dons e cumpram seu chamado.

Poderia começar a se reconectar consigo mesmo assumindo a verdade. Trabalhar nesse emprego, naquele lugar e com essas pessoas teve um impacto na sua saúde mental. Você estaria acostumado com o roteiro de sempre afirmar que está bem, ou pode encobrir o estresse concentrando-se na gratidão — por ser capaz de pagar suas contas, por exemplo. À medida que você continua a viajar a casa interior, convido-o a dizer a si mesmo a verdade em relação ao ambiente de trabalho que o drenou, abalou sua confiança e fez com que diluísse seus sonhos e rebaixasse seu valor. Seja honesto sobre como você teria sido pego em mesquinharias e bobagens, ou ter sido distraído por conflitos não alinhados com o seu propósito. Convido-o a ser honesto a respeito de trabalhos em que sua contribuição, inteligência e dons foram negligenciados ou mesmo prejudicados.

EFEITOS DOS AMBIENTES TÓXICOS

Sybil trabalha em um ambiente corporativo e permanece na mesma posição há muitos anos. Ela é uma mulher negra que tem sido frequentemente preterida para promoção. Em vez disso, a empresa contrata de maneira constante profissionais brancos menos experientes e jovens que ela tem que treinar e que estão posicionados para supervisioná-la. Para compensar sua falta de conhecimento e experiência, esses supervisores muitas vezes são desrespeitosos e hostis. Sybil ficou deprimida e se sente impotente e estressada. Ela perdeu cabelo e sono. Uma das poucas maneiras que ela encontrou para aliviar seu estresse é fumando cigarros, mesmo sabendo que eles não são benéficos à saúde dela.

Trabalhar em lugares tóxicos afeta você holisticamente. No intelecto, você pode encontrar dificuldade de concentração. No emocional, você pode se encontrar deprimido, nervoso, irritável, ansioso ou entorpecido e desconectar-se. No físico, quem sabe, se encontrar doente o tempo todo, sofrendo de dores de cabeça ou dores nas costas, náuseas ou um sistema imunológico comprometido. No espiritual, talvez sentindo-se frustrado se sua posição atual não estiver alinhada com seu propósito e seus dons. Convido você a considerar o que esse trabalho lhe custou: não apenas tempo, mas energia, saúde e bem-estar.

Você pode se sentir preso devido a finanças limitadas, falta de educação ou restrições geográficas, mas eu o encorajo a refletir em qualquer nível de escolha que tenha. Muitas vezes, seu desespero aumentará quando se sentir preso e impotente porque acredita que ninguém mais o contratará ou que você está velho demais para recomeçar. Convido-o a imaginar que existem opções mesmo que estejam na mesma empresa, mas em um departamento diferente. Enquanto se render à ideia de estar preso, assim continuará aparecendo em espaços que você superou. Essa situação de trabalho pode ser tudo o que você poderia ter imaginado há alguns meses ou anos, mas dê a si mesmo permissão para um novo olhar.

Quando uma borboleta emerge, você nunca a verá voltando para as lagartas, porque é sabido que elas não pertencem mais àquele lugar. Alguns de vocês sabem, no íntimo, que superaram a posição, a empresa ou a indústria em que estão. Alguns de vocês estão em um cubículo fazendo um trabalho inútil que não os satisfaz porque têm uma visão para o empreendedorismo. Você pode se sentir estagnado, em espera, vendo a vida passar. Se esse é você, reencontrar-se pode significar sair de lugares que não o refletem, não o cumprem ou honram.

NESSE MEIO-TEMPO

Para alguns de vocês, não é realista, prático ou possível fazer a transição neste momento, assim, deve considerar como permanecer conectado a si mesmo enquanto estiver em um lugar que não quer estar. É importante aprender a lidar e prosperar em ambientes restritivos. Para outros, reencontrar-se significará deixar claro que é hora de partir e você está pronto para fazê-lo. Ao voltar a casa interior, ganhará mais clareza em relação ao período no qual você está — resistência ou saída. Este pode ser o momento para você aprender a mudar para que seja menos incomodado pelas ações daqueles ao seu redor, ou talvez ser a época para fechar este capítulo e se dar um novo começo. Só você é capaz de responder à pergunta em qual período isso se dará. Voltar a casa interior significa aproveitar sua sabedoria para que você possa saber a resposta por si mesmo. Ao sintonizar e dizer a si mesmo a verdade, mudará da confusão para a clareza. À medida que você se honra e conhece a si mesmo, as decisões se tornam mais fáceis.

Para aqueles de vocês que precisam ficar onde estão por um período, haverá uma série de coisas que possa ganhar com o lugar em que está. Talvez aprender uma nova habilidade, adquirir nova sabedoria ou desenvolver a capacidade de trabalhar com certas pessoas. Decida o que você quer ganhar com o seu tempo lá, e deixe que isso seja o centro do seu foco e da sua motivação. Quando eu estava treinando para ser psicóloga, eu tinha que trabalhar em diversos locais. Cada atribuição era, em geral, por um ano. Alguns dos locais eram estressantes e desorganizados, no entanto tive que ficar o ano inteiro. Para tornar isso tolerável, precisei olhar para o que o lugar poderia me oferecer. O que eu poderia aprender lá a respeito de trabalho, sobre mim mesma, outras pessoas ou a vida? Convido-o a considerar o que você pode ganhar com o lugar onde está trabalhando agora, se você sentir que ainda precisa ficar lá. Às vezes, o que se ganha nessas experiências o prepara para o próximo capítulo da sua vida. Logo, além de se concentrar no próximo salário, procure escavar o tesouro no lixo. Você pode fazer um amigo ao longo da vida, aprender habilidades de negociação ou de autodefesa que irão atendê-lo no futuro, ou até mesmo aprender a se desconectar do drama ao seu redor para que ele não o drene.

É lindo fitar o passado e conhecer os desfiladeiros, mas também ver as maneiras como cresceu, aprendeu e cuidou de si mesmo ao longo do caminho. A realidade é que a maioria das pessoas tem experiências de trabalho que, do lado de fora, parecem desvios, mas na verdade são importantes partes da viagem. Deixe-me ser clara: você não precisa procurar a luz do sol onde não há nenhuma. Algumas experiências são terríveis e traumáticas, e você é capaz de olhar para trás e apreciar o fato de que sobreviveu e escapou.

PRAZO ESGOTADO

Nathan, um homem asiático-americano de meia-idade, não podia suportar seu trabalho por mais um dia. Ele havia sido desrespeitado por seus supervisores em várias reuniões. Em geral, ele recebia atribuições de trabalho impossíveis que o levavam a trabalhar até tarde da noite sem pagamento adicional. Ele era microgerenciado e estava em uma posição com uma alta taxa de rotatividade; no entanto, os gerentes se recusaram a fazer quaisquer alterações no papel. Depois de estar lá por dois anos, ele desenvolveu ataques de pânico a caminho do trabalho e nas noites de domingo, quando pensava em começar uma nova semana. Ele se sentia doente do estômago sempre que havia reuniões de grupo ou seu supervisor caminhava até sua mesa. Ele quase sempre perdia o almoço tentando fazer seu trabalho. Ele perdeu a confiança em seus colegas de trabalho, quando notou que o ambiente os colocava uns contra os outros. Nathan havia se formado em primeiro de sua classe e sempre se saíra bem em outras posições. Agora, a sua confiança estava quebrada, e ele não tinha certeza se algum outro empregador o contrataria. Ele voltou a casa interior e reconheceu que esse trabalho estava quebrando seu espírito, e para sobreviver, teve que sair de lá.

É importante que você diga a si mesmo a verdade — se o seu trabalho está criando ou exacerbando sua depressão ou ansiedade. Esteja atento se o seu medo de ir trabalhar atingir o ponto de sofrimento emocional e, provavelmente, desconforto físico. Sintonize como você se sente quando está a caminho do trabalho, enquanto você está lá, e quando sair. Preste atenção às mensagens que seu corpo está lhe enviando. Transpiração, nós no estômago, dores de cabeça, mandíbula apertada, dores nas costas e músculos tensos podem ser indicadores de um espaço de trabalho tóxico, ainda mais se você não teve esses sintomas em outros empregos. Se você sofre de uma ansiedade que persiste, não importa onde esteja, atente-se que o trabalho, provavelmente, não é o problema. Se, por outro lado, houver pessoas ou circunstâncias em seu trabalho que estão lhe causando intensa angústia, atente-se a isso. Se tudo associado ao seu trabalho traz medo, ansiedade, raiva, amargura e esgotamento, reconheça essa verdade.

Um dos desafios de estar nesse estado é a sua capacidade de mascará-lo. Se você odeia seu trabalho, as pessoas percebem, e isso pode criar tensão adicional no local de trabalho. Se, inversamente, consegue mascarar o fato de que odeia o seu trabalho, você está se envolvendo em um monte de trabalho emocional invisível que acabará por impor um pedágio sobre você. Ter que ser inautêntico durante a maior parte do seu dia parecerá exaustivo e acabará por desconectá-lo ainda mais de si mesmo. A maneira como você constrói sua confiança e conexão consigo mesmo é vivendo a partir de um lugar de verdade.

Diga a si mesmo a verdade: qual é o verdadeiro problema em termos de descontentamento? Coloque as coisas em perspectiva. Você não gosta do trabalho ou de um colega de trabalho? Você não gosta de política de escritório ou de interagir com seus colegas (o que seria um problema, não importa onde você trabalhasse)? Tente ter uma noção do que realmente está acontecendo, seja má gestão, discriminação ou condições de trabalho injustas ou inseguras. Dê uma avaliação honesta das coisas que faz e não gosta. Quando você se aprofunda e vê a verdade do problema, isso o ajudará a saber o que procurar quando estiver pesquisando ou entrevistando em outras empresas. Você não quer acabar indo para um lugar diferente, onde a mesma dinâmica está em jogo.

É possível querer determinar se há algum papel que você desempenhou na dinâmica para que possa abordar as coisas de forma diferente da próxima vez. Talvez você tenha se voluntariado para muito, e agora as pessoas esperam que faça coisas que não estão em suas descrições de função, por exemplo.

Talvez você tenha se tornado muito amigável com o supervisor e depois ficou ofendido quando ele o tratou como trata os outros. Talvez você nunca tenha pedido um aumento, mas notou que apenas as pessoas que solicitaram recebiam bônus. Alguns locais de trabalho são apenas problemáticos e você quer descobrir como navegar nesses espaços.

Alona, uma mulher nativa americana, era muito trabalhadora — ela tomava a iniciativa e tinha habilidades pessoais maravilhosas. Seu chefe notava suas grandes habilidades e apreciava seu voluntariado. Com o passar do tempo, seu chefe lhe deu mais e mais tarefas, mas nunca uma promoção ou aumento no salário. Alona estava fazendo o trabalho de três pessoas. Quando ela tentou remover algumas das tarefas adicionais de sua gama, seu chefe ficou ofendido e irritado. Ele exigiu que Alona continuasse realizando todas as tarefas, a menos que pudesse encontrar alguém para fazê-las. É claro que, sem nenhum pagamento adicional envolvido, ninguém estava interessado em assumir essas responsabilidades. Enfim, Alona deixou o emprego, mas quando ela ingressou em um novo, o mesmo aconteceu. Para voltar a casa interior, ela tinha que estar atenta para não ser tão rápida em tentar preencher todas as lacunas que via. Ela divulgou sua identidade como uma salvadora, uma supermulher e a cola que mantinha todos juntos. Ela se tornou intencional em se concentrar apenas em seu trabalho, o que não era fácil, visto que amava ajudar os outros, mas ela se lembrava de como tinha sido doloroso assumir responsabilidades demais. Em suas outras posições, ela esteve física e emocionalmente doente e, para piorar, suas remunerações passadas mal cobriam suas contas. Ela disse a si mesma a verdade e também explorou as inseguranças que a levaram a tentar ser tudo para todos. Ela agora leva uma vida de autocompaixão sem se sentir explorada e sobrecarregada.

Comece a reconhecer qualquer poder que tenha sobre as coisas que não gosta em sua vida profissional. Além disso, seja honesto consigo mesmo sobre como essas coisas fazem você se sentir. Às vezes apenas fingirá que está bem quando não está. Seu estresse pode transparecer em seu corpo, sua atitude ou sua motivação, e o levará ao aumento de bebida, fumo, sono ou até mesmo de ingestão de alimentos.

AUTOCOMPAIXÃO

Dê a si mesmo compaixão em vez de julgamento e condenação. É possível sentir culpa e vergonha pela maneira escolhida para abandonar o trabalho, mas a realidade é que quando se recrimina o tempo todo, a situação e sua saúde mental pioram. Em vez disso, diga a si mesmo a verdade sobre você, seu trabalho e sua jornada aqui. Em seguida, combine a autocompaixão com a verdade: seu trabalho não o define. Seu empregador e seus colegas de trabalho não o definem. Se você não está em sua casa interior, qualquer cargo ou promoção será insuficiente para preencher o vazio interno. Se você faz da posição a medida de sua autoestima e, em seguida, você é demitido, ficará se sentindo como se não fosse nada.

Às vezes, podemos ter procurado indicadores externos para nos dizer quem somos, mas, neste momento da jornada de volta para casa, nos afastaremos da mentira de que as pessoas devem ser tratadas de forma diferente com base em sua renda, educação ou título. A verdade é que cada um de nós é digno de cuidado e respeito. Onde quer que eu trabalhe, sou digno. Mesmo quando não tenho emprego, ainda sou digno. Reencontrar-se envolve remover todas as coisas fora de você em que confiou para validá-lo, seja um título, um relacionamento ou um certo salário.

CRIAR RITUAIS

Onde quer que esteja trabalhando agora, eu o encorajo a criar um ritual pela manhã antes de realizar as tarefas. Selecione algumas maneiras pelas quais você poderia se nutrir e alimentar seu espírito, para que você não se sinta vazio.

Como mencionei no início do capítulo, eu costumava trabalhar em um ambiente muito tóxico. Sempre houve drama, com pessoas chorando e xingando em reuniões. Trabalhar lá era emocionalmente exaustivo, e eu tinha que ter o propósito de cuidar de mim mesma antes de ir trabalhar. Uma manhã, quando estava entrando, meu supervisor me parou nas escadas e disse: "Thema, você sempre parece tão feliz, e eu tenho a sensação de que não tem nada a ver com este lugar." Eu disse a ele: "Você está certo. Se eu dependesse deste lugar para ser feliz, eu seria uma pessoa miserável." Eu lhe expliquei que tenho uma prática espiritual que faço todas as manhãs, para que eu compareça para trabalhar com meu cálice já cheio, em vez de precisar do trabalho para me preencher.

Convido-o a considerar o desenvolvimento de uma prática, um ritual que irá alimentar o seu espírito antes de ir trabalhar. Para algumas pessoas, a música inspiradora é terapêutica; outros preferem meditação ou oração. Algumas pessoas gostam de começar o dia lendo um texto sagrado ou ouvindo um podcast. Outros começam o dia com movimento: dança, ioga ou uma caminhada matinal. Explore para ver o que o alimenta e, em seguida, dê a si mesmo esse presente diariamente para que você seja nutrido e ancorado. A prática não precisa terminar quando você sai de casa. Esteja atento ao que está ouvindo no carro, no ônibus ou no trem para o trabalho. Escolha uma música que coloque um sorriso em seu rosto, afirme seu espírito ou faça você querer dançar, para que, no momento em que entrar no trabalho, você tenha a confiança, a clareza e a calma para sustentá-lo.

Você pode desintoxicar seu espaço de trabalho, preenchendo-o com imagens, sons e aromas que dão vida. Ainda é possível desintoxicar espiritualmente seu escritório chegando cedo para orar ou meditar.

LIÇÃO APRENDIDA: UNIÃO FAZ A FORÇA

Em seguida, descubra quem são seus aliados e defensores no trabalho, as pessoas com quem você se conecta, respeita e valoriza. Quando as coisas estão fora de ordem no trabalho, ajuda pelo menos ter alguém com quem possa chamar a atenção, alguém que se importe com você e possa reconhecer o caos, mesmo que todos os outros tenham se ajustado a ele. Essas pessoas ainda podem ser uma verificação da realidade para você, porque conhecem os outros envolvidos. Às vezes, é desafiador transmitir a dinâmica para alguém que nunca esteve naquela situação específica. Se você tem um amigo ou alguém disposto a defendê-lo em seu local de trabalho, isso pode fazer um mundo de diferença. Essa pessoa também pode lhe dar sugestões úteis com base em suas observações e experiências no mesmo lugar. Você pode trabalhar para estabilizar, apoiar e revigorar um ao outro.

ESCOLHA AS BATALHAS: REIVINDIQUE E PROTEJA A SUA PAZ

Na jornada para casa, escolha suas batalhas. Muitas vezes, em locais de trabalho tóxicos, as pessoas discutem e derrubam umas às outras. Você precisará ter propósito sobre a preservação de sua energia, reconhecendo que algumas coisas não valem o seu tempo e a sua energia. Se algo não importa no grande esquema das coisas, não precisa persegui-lo ou lutar por isso. Lembre-se de quem você é e qual é o seu propósito antes de dispensar muito tempo se envolvendo em algo que está fora de proporção. Como diz o ditado: "Não se preocupe com coisas pequenas." Haverá pessoas que fazem coisas ultrajantes que precisam ser abordadas, mas muitas vezes as coisas com as quais as pessoas se preocupam são realmente pequenas.

Aprenda a não colocar sua autoestima, suas emoções e sua avaliação do dia nas mãos de outras pessoas. Há uma velha canção de Shirley Caesar, cantora gospel americana, que diz: "Essa alegria que eu tenho, o mundo não me deu... [e] o mundo não pode tirá-la." Chegue a um lugar onde sua alegria não é tirada de você quando os colegas de trabalho não o convidam para almoçar ou um supervisor convoca muitas reuniões desnecessárias.

Recupere-se para que as pessoas não possam arruinar facilmente o seu dia. Decida que você não viverá mais sua vida prendendo a respiração, esperando que outras pessoas digam que se saiu bem. Saiba em seu íntimo quando você se saiu bem, mesmo que ninguém mais lhe agradeça, reconheça sua contribuição ou aplauda seus esforços. Olhe para o seu sacrifício, crescimento, esforço e os seus resultados, e saiba quando se afirmar com um *Muito bem*. É maravilhoso quando você tem um supervisor de apoio, mas se esse não for o caso, lembre-se do valor de suas contribuições. Como seres humanos, apreciamos o reconhecimento, no entanto, se está trabalhando em um ambiente onde isso não acontecerá, não se esqueça de dar esse reconhecimento a si mesmo.

DEIXAR O TRABALHO, NO TRABALHO

Roland, um homem negro de 35 anos, trabalhava em um serviço de alto estresse e baixa recompensa. Havia demandas e prazos perpétuos e muitos conflitos, com as pessoas descontando sua frustração umas nas outras. Seus supervisores o humilhavam e escolhiam discutir com ele em reuniões de equipe, minando-o na frente de pessoas que ele deveria supervisionar. Seu gerente perguntava a ele a respeito de seus objetivos profissionais e, em seguida, impedia-o de alcançá-los. Roland voltava para casa esgotado e descontava sua frustração em sua esposa. Ele oscilava entre falar sem parar nos problemas de trabalho até tarde da noite e se recusar a falar com sua esposa. O estresse e a insatisfação de seu trabalho tomaram conta de sua vida. Ele buscou fuga na comida e em outras mulheres. Para salvar sua saúde física e mental, bem como seu casamento, ele teve que aprender a não internalizar a toxicidade de seu trabalho. Enfim, ele teve que dar o enorme passo de se afastar do trabalho para voltar a casa interior, para o seu eu autêntico. Quando ele conseguiu uma nova posição, ele foi afirmado e apreciado, porém, ele ainda enfrentava as consequências de como havia respondido ao local de trabalho tóxico.

Tanto quanto possível, deixe o trabalho no trabalho. Locais de trabalho tóxicos podem consumir sua vida sem que você perceba. Mesmo quando não está lá, o trabalho pode estar no centro de suas conversas e seus pensamentos. Tome uma decisão para proteger seu tempo, sua energia e a si mesmo, não pensando nesse trabalho sem parar. Às vezes, você pode repassar as trocas repetidamente, imaginando o que poderia ter dito ou feito de forma diferente. Isso é normal, mas você quer estar atento ao estabelecer seus limites para cultivar uma identidade e uma vida além do trabalho.

CUIDADO, PRAZER E EQUILÍBRIO

Tome a decisão de priorizar seu cuidado, protegendo o tempo para as coisas que lhe trazem alegria. Assuma o compromisso de cuidar e nutrir-se com alimentos saudáveis, descanso e tempo com pessoas positivas. Você ainda é capaz de se nutrir com entretenimento relaxante e agradável. Quando o seu dia estiver cheio de estresse e tensão, faça questão de cultivar seu humor. O riso é um remédio.

Libere o estresse do seu corpo para que não esteja retendo toda a tensão diária em seus músculos e seu sistema digestivo. A intimidade sexual pode ser um espaço de cura quando é saudável e traz liberação, ternura e alegria para combater as pressões do seu ambiente de trabalho.

Crie uma vida de equilíbrio, porque sua vida profissional não precisa ser a soma total da sua vida. O tempo é valioso, e passamos muitas horas trabalhando. Tenha propósito em relação à maneira como você investe seu tempo fora do trabalho. Escolha coisas, pessoas e lugares que o alimentem e o recomponham.

SEJA ESTRATÉGICO

Quando você trabalha em um ambiente tóxico, precisa desenvolver clareza a respeito de sua estratégia e seu plano para o período que permanecer lá. Identifique os tomadores de decisão, os membros de apoio de sua equipe e aqueles que criam confusão, drama ou negatividade com frequência. Em seguida, comece a pensar nas várias opções para tornar seu local de trabalho mais tolerável e talvez até mesmo desfrutável. Considere quais mudanças são necessárias dentro de você e ao seu redor para desestressar ou desintoxicar seu tempo lá. Desenvolva um plano de como tornar seu tempo no trabalho mais gratificante ou, no mínimo, mais pacífico. Se ficará lá, com quem você gostaria de melhorar seu relacionamento? Com quem você precisa se comunicar ou colaborar mais, e com quem precisa encontrar uma maneira de reduzir a interação? Considere as coisas que estão em seu poder fazer para trazer mais facilidade ao seu dia. Você é capaz de desenvolver uma estratégia de sobrevivência e uma estratégia próspera nesse ambiente. Estar em um local de trabalho tóxico sem uma estratégia é uma configuração para o estresse emocional contínuo, fadiga e talvez demissão.

Ao voltar a casa interior, você se moverá por meio desse lugar, conectado com sua sabedoria interior. Obterá sabedoria do que observou naquele ambiente e em outros contextos com personalidades semelhantes, seja em empregos anteriores ou em sua família. Você não é sem noção. Aproveite a sabedoria dentro de você e do seu círculo de amigos confiáveis, para que possa trabalhar lá sem ser consumido ou definido pela toxicidade. Presença, intenções, equipe de apoio, estratégia e espírito podem mudar a atmosfera até certo ponto.

PRONTO PARA PARTIR

Enfim, há alguns de vocês que estão prontos para se lançar em uma nova posição em outro local de trabalho ou para iniciar seu próprio negócio. Identifique o que o desperta, o que faria não obstante ao dinheiro. Olhe para o seu conjunto de habilidades, recursos, motivação, dons e oportunidades. Se reencontrar-se significa que irá começar seu próprio negócio, nesse caso crie seu plano de negócios e converse com outras pessoas que têm esse tipo de empreendimento. Enquanto algumas pessoas retêm informações, há outras que estão dispostas a compartilhá-las e a ajudar a começar. Esteja aberto a mentoria doada e paga, pois você quer respeitar o tempo e a experiência das pessoas.

Ao planejar, você passa da fantasia para a manifestação. Muitas pessoas são sonhadoras, no entanto, o que desejam é estar entre aqueles que lançam e manifestam a visão. Para fazer isso, precisa se aprofundar nos detalhes.

Considere as finanças e os aspectos legais de negócio, publicidade, promoção, inovação e distribuição. Reconheça pontos fortes e áreas de crescimento e comprometa-se a investir em seu sonho. Estar em sua casa interior significará controle de qualidade. Você quer criar produtos que sejam um reflexo seu, sendo assim esteja atento para não cortar caminhos. Você é digno e capaz de excelência. O sucesso não será fácil ou instantâneo, mas perseguir seu propósito é um presente que você dá a si mesmo.

Se você trabalhará para outra pessoa, certifique-se de ter tempo para processar e se curar do local de trabalho tóxico, se possível, para que não carregue ternura ou esgotamento. Recomece consciente do seu passado, no entanto, não com as feridas que podem levar à autossabotagem, ao modo defensivo ou isolamento. Seja com a empresa de outra pessoa ou com a sua própria, prepare-se para os desafios. Esteja atento às experiências negativas do seu passado e faça o que estiver ao seu alcance para não replicar essas dinâmicas. Você não quer abusar do seu poder da maneira que viu outras pessoas abusarem do deles. Você não quer recriar ou participar dos padrões ou ciclos negativos que viu em sua posição antiga. Dê a si mesmo o dom da novidade.

Ao tomar a decisão de partir e alçar voo, lembre-se de que a coisa mais importante sobre voar é que você não precisa ser destemido. Só tem que estar disposto a tentar, mesmo que tenha medo. Às vezes, nos colocamos em espera porque temos medo de falhar, mas mesmo que você falhe, poderá seguir em frente a partir daí. O fracasso não precisa ser o fim da estrada, mas um poço ao longo do caminho. Você aprende com isso e leva o conhecimento consigo para o próximo evento.

Para aqueles que estão começando a procurar um novo emprego, amplie a busca. Às vezes, nos encaixotamos de maneira desnecessária. Talvez haja um novo fluxo, uma nova posição, uma nova possibilidade com o seu nome. Liberte-se das limitações do passado, seja colocado em você pelos outros ou por si mesmo. Libere-se para que você possa estar em sua casa interior com grandeza. Tire as viseiras para que possa encontrar seu próximo capítulo, sua próxima carreira, sua próxima dimensão. Quando se está em sua casa interior, você está comprometido em ser tudo o que você nasceu para ser, nada menos, nada mais.

DEVER DE CASA

Se estiver em um local de trabalho tóxico, diga a alguém em quem confia e compartilhe com eles o que planeja fazer a respeito. Isso é chamado de ter um parceiro de prestação de contas. Às vezes nos resignamos à miséria e perdemos de vista o nosso poder. Se você trabalhará para transformar sua atitude ou criar mudanças dentro da instituição, compartilhe-as com seu amigo de confiança. Se começará a procurar um novo emprego ou trabalhar em seu próprio plano de negócios, compartilhe o compromisso com seu amigo. Quando falamos as coisas em voz alta, damos um passo em direção à manifestação. Há poder no que você declara e afirma, e esse poder é ativado quando você segue suas palavras com intenção e ação. Veja, fale e faça isso para que possa estar mais em sua casa interior, mesmo quando estiver no trabalho.

Depois de cada trabalho tóxico que você sobreviveu, convido sua alma a dizer ao seu coração, sua mente, seu corpo e espírito:

"Bem-vindo ao lar."

CAPÍTULO DOZE
RECUPERAR-SE DE TRAUMA DE INFÂNCIA

Antes que este capítulo comece, deixe-me adverti-lo de que, às vezes, ler sobre trauma, pode trazer à tona memórias e emoções fortes. Encorajo-o a seguir o seu ritmo enquanto lê. Não entrarei em detalhes em relação aos eventos traumáticos, porém, descrevo diferentes tipos de traumatismo, os efeitos e as maneiras com as quais possa lidar. Em caso de estar perplexo, encorajo-o a pensar em fazer uma pausa, respirar fundo, tomar um copo de água, ouvir alguma música tranquilizante, se abraçar ou estender a mão para alguém como um amigo, terapeuta ou uma linha de apoio direta. A cura é uma maratona, não corrida de velocidade, por isso não há pressa para terminar. Use o tempo que precisar.

Passei a maior parte da minha criação em Baltimore, Maryland. Baltimore é cheia de sabor, criatividade e cultura, mesmo com as altas taxas de violência comunitária e pobreza. Eu não percebia que o número de brigas que eu via crescendo era significativo até que eu me tornei mãe. Fiquei surpresa quando minha filha, que tinha 13 anos na época, chegou em casa atordoada porque ela tinha visto uma briga pela primeira vez. Eu não me lembro da primeira que eu presenciei, porém, se eu tivesse que adivinhar, era bem provável que tivesse cerca de 6 ou 7 anos. As brigas eram uma parte rotineira no pátio e da experiência da comunidade quando eu estava crescendo em Baltimore.

Eu me mudei para a Libéria, África Ocidental, com meus pais e irmão quando eu tinha 14 anos. O primeiro ano e meio foi libertador e maravilhoso. Pude ver a beleza e o brilho da África Ocidental, que muitas vezes não é mostrado na mídia americana. Eu abracei e fui abraçada pelo povo e pela cultura. Aprendi danças tradicionais no centro cultural e ensinei balé e dança moderna na escola de dança local. Participei de torneios de atletismo e até fui coroada Sra. do Ensino Médio da Libéria. Infelizmente, no final do nosso segundo ano, uma guerra civil eclodiu. Medo, violência e confusão estavam por toda parte. Como éramos americanos, minha família e eu pudemos ser evacuados. As pessoas que eu amava foram deslocadas, e algumas delas morreram. Quando voltei para os Estados Unidos, estava mudada para sempre, mais conectada e confiante em minhas raízes, mas também, mais impulsionada pela culpa do sobrevivente da guerra.

Você pode ter feridas desde o início da vida que continuam a afetá-lo hoje. A destruição e o desânimo do trauma podem ter feito com que perdesse de vista a si mesmo, mas a parte bonita de reencontrar-se é o reconhecimento de que você ainda está presente. Você conseguiu, não sem cicatrizes ou dor, mas conseguiu. O trauma pode ter feito com que você se tornasse desconectado, sobrecarregado ou até mesmo sem esperança, no entanto, você está presente.

Seu trauma de infância pode ter envolvido abuso físico, sexual, psicológico ou verbal. Talvez você possa ter experimentado negligência ou desastres naturais, trauma médico ou guerra. Pode ter ocorrido em sua casa, escola ou comunidade. Alguns de vocês ainda podem ter experimentado o trauma da opressão, emergindo dos primeiros encontros com o racismo, o sexismo, o classismo e todas as formas de opressão que os atingem por causa de identidade, status de imigração ou saúde. O trauma precoce pode ter interrompido e o atrapalhado de emocional, sexual ou fisicamente. Você pode ter sido o alvo direto do trauma, ou até ter testemunhado um. Quem sabe o trauma tenha até acontecido com um ente querido em sua família ou seu círculo de amizade. Talvez você tenha experimentado luto traumático e perda provindos de um encarceramento ou morte súbita de um ente querido. Não importa a forma de trauma, se aconteceu em um dia ou ao longo de sua infância, eu quero que saiba que o trauma afeta você, porém, não o define. Em outras palavras, houve consequências definitivas para o que você experimentou, porém, essas experiências não são a totalidade de sua identidade.

O trauma talvez tenha sido tão avassalador que você sentiu que tinha que abandonar a si mesmo, desconectar-se de si. Pode ser difícil para você se sentir ancorado, presente ou conectado, logo dê a si mesmo gentileza e respire. Os traumas da infância podem impactá-lo de maneiras significativas e, no entanto, você ainda pode voltar a casa interior e se recuperar.

Talvez possa até sentir, como resultado de trauma sexual ou físico, que você está desconectado do corpo. Você sentirá que seu corpo o traiu ou o fez de alvo. Quem sabe até carregue vergonha e medo em seu corpo. Esta é uma oportunidade para recuperar todas as suas partes, incluindo o seu corpo, que foram descartadas e interrompidas. Este é um convite para nutrir e cuidar de todo o seu eu. Você é digno de segurança, conforto e afirmação de si mesmo. Respire. Poderia ter buscado conforto e afirmação em substâncias, realizações e até mesmo parceiros não amorosos. Agora é a oportunidade de se dar esse conforto, voltando para a casa interior.

É possível que saiba que o trauma ocorreu e que você não trabalhou com ele, ou ainda não estar ciente da marca que o trauma teve na vida, na psique, nos relacionamentos e no coração.

RECONHECIMENTO

Michelle, uma adolescente latina, foi molestada pelo namorado da sua mãe, que morava com elas, e que teve início quando ela tinha 12 anos de idade. No momento em que o assédio sexual escalou dois anos depois, do toque para estupro, ela contou à mãe, que a acusou de mentir. Da próxima vez quando a mãe teve que trabalhar até tarde, Michelle sabia que o abuso ocorreria de novo, assim ela gravou. Ela levou a gravação para a escola e a entregou à sua professora. A mãe de Michelle sentiu raiva dela por envolver outras pessoas nos seus negócios. Ela culpou Michelle pela prisão do namorado e continua a chamá-la de mentirosa. Michelle expulsou o abuso de sua mente, ou pelo menos parou de falar sobre isso. Ela se juntou a uma gangue onde um dos líderes fez dela sua namorada e a protegeu dos outros homens do bairro. Ela estava dividida porque queria ingressar à faculdade e se tornar arquiteta, porém, a gangue exigia seu tempo, atenção e lealdade. Conheci Michelle quando ela tinha 15 anos e estava pronta para voltar a casa interior, a qual ela sequer lembrava. Nós fizemos uma viagem de volta a um tempo antes de ela experimentar notas abaixo da média e os sonhos adiados de faculdade, antes da iniciação da gangue, do abuso e da negação do abuso. A partir desse lugar de reconhecimento, ela poderia começar a recuperar a si mesma e seus sonhos.

O primeiro passo na cura do trauma da infância é reconhecer que ele aconteceu — isso por si só é enorme para muitos. Você pode ter sido criado para minimizar, negar, enterrar e suprimir o trauma. As pessoas podem ter ignorado ou feito se sentir que era insignificante, em especial se o perpetrador era um membro da família ou alguém que a família estimava em sua comunidade. Reconhecimento não é apenas aceitar que o trauma ocorreu, no entanto ainda estar ciente de que foi significativo e que você importa. Talvez teria continuado a ver o agressor e precisou fingir que isso não aconteceu ou que não importava, mas importa. Sua segurança e bem-estar são importantes.

O trauma não deveria ter acontecido. Você poderia ter sido pressionado a guardá-lo ou compartimentá-lo, porém, a realidade é que o trauma, muitas vezes, espreita de várias maneiras. Logo, hoje, empurre as pressões familiares, culturais e religiosas para negar e, em vez disso, escolha reconhecer o que você vivenciou. É possível que tenha passado anos fingindo ou até mesmo se convencendo de que isso não importava e que você estava bem. Convido você a se dar espaço para não fingir ou se apresentar. A realidade é que o sorriso em suas fotos de infância não conta a história completa desses anos, assim você pode superar as expectativas, a fragilidade, a manipulação e a pressão dos outros para reconhecer a verdade de que sua jornada incluiu alguma dor.

Há muita pesquisa a respeito de experiências adversas na infância [ACEs, na sigla em inglês], e todas as evidências apontam para as consequências a longo prazo do trauma. A gravidade de um trauma e o número de exposições têm um impacto no desenvolvimento e bem-estar holístico, mente e corpo. O trauma não termina no momento do soco, penetração ou abandono. Ele fica com você de várias maneiras. Talvez até queira respirar enquanto reflete sobre ataques, violações, cruzamentos de fronteiras, crimes e danos que vivenciou e as maneiras pelas quais eles o afetaram.

TRAUMA E AS CONSEQUÊNCIAS

Kevin, um homem afro-americano solteiro em seus 60 anos, cresceu no sul e foi uma das primeiras crianças a dessegregar uma escola totalmente branca. Em várias ocasiões, pedras foram atiradas contra ele por crianças brancas e seus pais. Fora ameaçado e condenado ao ostracismo. Décadas depois, ele tem ansiedade severa e um tremor recorrente nas mãos. Ele não se sente confortável em torno de pessoas brancas, e seus medos são confirmados pelos casos de brutalidade policial, crimes de ódio racial motivados contra pessoas negras e a crescente adesão de grupos de ódio nos Estados Unidos. Um recente assassinato de um homem negro desarmado e a exoneração do policial que tirou sua vida deixaram Kevin chorando, enfurecido e cansado de ter medo. Ele procurou especificamente um terapeuta negro porque queria se curar e voltar a casa interior.

Tivemos que examinar não apenas o impacto das violações e indignidades de sua idade adulta, como ainda as maneiras pelas quais ele foi diretamente visado e carecia de proteção quando criança. Kevin não experimentou justiça e, como resultado, ele não tem paz.

Ao voltar a casa interior, esteja ciente das maneiras pelas quais o trauma da infância o afetou como consequência imediata e as maneiras pelas quais pode continuar a afetá-lo agora. À medida que você aumenta o nível de consciência, distinguirá melhor entre sua identidade e seu trauma. Quando você não está ciente dos efeitos do trauma, assumirá que algumas de suas respostas ao trauma são apenas aspectos da sua identidade ou personalidade; na verdade, poderia se curar e mudar. É capaz de ter vivenciado depressão, pensamentos suicidas, raiva, irritabilidade, ansiedade, confusão, vergonha e dormência emocional. Você ainda pode ter desenvolvido transtorno de estresse pós-traumático (TEPT), que inclui evitar coisas e pessoas que o lembrem de trauma, pensamentos intrusivos sobre o trauma e hipervigilância ou cautela. Outros podem idealizar a dormência e elogiá-lo por sua força, quando na verdade você está desconectado. Ser estoico pode ajudar a evitar que você fique sobrecarregado quando estiver em um ambiente estressante, porém quando chega ao lugar onde está desligado ou desconectado de quaisquer sentimentos o tempo todo, isso não é viver realmente.

As maneiras pelas quais você sobreviveu nem sempre foram reconhecidas ou celebradas, mas fazem parte de sua jornada. Pode não ter sido seguro para você sentir ou expressar seus sentimentos no passado. Agora, em sua fase adulta, acharia difícil reconhecer e expressar seus sentimentos, ou você estaria muito focado ou vigilante em relação a como os outros respondem a você. No cognitivo ou mental, teria tido dificuldade em se concentrar quando criança e até mesmo como adulto. Você pode ter tido problemas na escola ou dificuldade em completar tarefas ou atribuições. Isso pode ser uma resposta ao trauma porque o trauma requer tanta energia para gerenciar que você está mentalmente exausto para fazer quaisquer outras coisas.

Você ainda teria tido dificuldade em receber orientações ou instruções de pessoas em posições de autoridade, como professores ou supervisores. Quem sabe, estaria a associar pessoas no poder como serem abusivas, logo isso pode levá-lo a ser combativo ou defensivo sempre que interage com alguém que detém o poder. Isso pode criar problemas na escola, no trabalho e até em casa. Reagir fortemente quando parece que alguém tem autoridade sobre você implicaria em estar antecipando o pior. Isso pode fazer com que os outros o rotulem como agressivo, volátil, opositor ou encrenqueiro, quando, na realidade, você apenas tem medo de ser ferido ou enganado. Voltar para a casa interior irá libertá-lo da necessidade de viver em modo perpétuo de combate, preparando-se para a batalha.

No outro extremo desse espectro estão as pessoas extremamente agradáveis. Você pode ter o hábito de apaziguar os outros na esperança de que estará seguro se as pessoas gostarem de você. Sem sequer pensar nisso, atenderá aos outros e negligenciará suas próprias necessidades. Esta ainda é uma estratégia de sobrevivência baseada na crença ou experiência de que, se os outros estão felizes com você, eles não irão prejudicá-lo.

Ainda será capaz de olhar para sua vida e ver que você sabotou relacionamentos ou manteve as pessoas à distância por causa de problemas de confiança. Poderia ansiar tanto por conexão quanto trabalhar ativamente para impedir que as pessoas o conhecessem de verdade. Seus relacionamentos podem ser inexistentes ou muito superficiais porque parece muito vulnerável para deixar as pessoas entrarem. Por outro lado, alguns de vocês podem se definir pela atenção e aprovação de outras pessoas, assim você pode achar que estar sozinho é insuportável. Quando você precisa de tranquilidade constante e comprovação, a apreciação das pessoas nunca é suficiente. Não importa quanto tempo ou atenção eles lhe deem, você estará em questionamento frequente se eles realmente se importam e se você será suficiente. Afastar as pessoas e buscar sempre a aprovação dos outros são, na verdade, dois lados da mesma moeda, porque o trauma pode levar a duvidar de si mesmo e não se sentir seguro em nenhum espaço. A sensação de vazio pode ser tão avassaladora que chama sua atenção ao longo do dia. Considere as maneiras pelas quais sua exposição precoce ao trauma pode continuar a afetar suas escolhas de relacionamento e abordagem à intimidade. É capaz de associar relacionamentos com manipulação, jogos, engano, traição ou abandono. Essas crenças podem mantê-lo distante de si mesmo e das outras pessoas.

Considere os padrões de relacionamento que você queira curar ao voltar para a casa interior:

- Você sempre coloca seu parceiro em testes?
- Você retém informações do seu parceiro com frequência?
- O amor parece assustador?
- Você teme que não é suficiente para o seu parceiro?
- Você faz disso uma regra para não compartilhar seus verdadeiros sentimentos?
- Você aborda o sexo como uma conquista ou uma performance?
- Você precisa estar intoxicado ou drogado para ter intimidade sexual?
- Você desliga durante o sexo, esperando que ele acabe?
- Amigos, familiares e/ou parceiros amorosos chamam você de controlador?

O trauma ainda pode resultar em sua negligência de si mesmo. Você pode negligenciar sua higiene, consultas médicas, descanso ou até mesmo comida. A resposta ao trauma poderá aparecer como acumulação ou negligenciamento do espaço ao seu redor de outras maneiras.

Como consequência do trauma da infância suas crenças religiosas ou espirituais seriam afetadas. Figuras de autoridade abusivas podem se traduzir em sua visão de Deus. Se vê Deus como zangado, não amoroso e punitivo, isso pode resultar de sua história de trauma ou da exposição a alguém com trauma não resolvido. É possível se sentir rejeitado e cheio de vergonha e culpa, o que permeia sua experiência de fé. Por outro lado, alguns de vocês podem ter descoberto que sua fé os salvou. Poderia não confiar nas pessoas, porém se apegar à ideia de que Deus é seu único amigo e confidente. Ambas as extremidades do espectro podem emergir de eventos traumáticos. Ensinamentos espirituais ou religiosos que deixam você se sentindo não amado e estagnado são traumatizantes e podem impedi-lo de voltar para casa.

RECUPERAÇÃO: ACABOU?

Khadija foi abusada física e verbalmente por seus pais durante toda a infância. Às vezes, uma tia favorita tentava protegê-la, no entanto isso não era bem-sucedido e às vezes piorava as coisas. Seus pais deixaram hematomas em seu corpo e em sua mente. Com base em sua cultura e religião, ela não deve sair de casa até se casar. Mesmo sendo adulta, ela ainda vive em casa com seus pais, que muitas vezes a repreendem chamando-a de preguiçosa, estúpida e feia. Eles a tratam como um fardo, a colocam para baixo por ser solteira e, vez ou outra, a esbofeteiam. Khadija quer se curar e voltar para a casa interior, porém ela ainda está vivendo e dependente de seus pais, cujas palavras e ações levaram à depressão, pensamentos suicidas e insônia. Ela não tem a segurança para voltar de maneira plena a casa, ao seu eu autêntico.

É muito difícil de curar se a sua segurança ainda estiver comprometida. Se você está vivendo com pais abusivos quando adulto, ou se está com um parceiro abusivo, você está no modo de sobrevivência. Poderá trabalhar no enfrentamento e na sobrevivência, no entanto a cura e a liberdade só podem vir quando você estiver em um lugar de segurança psicológica e física. Se você ainda está em perigo, precisa manter um nível constante de vigilância para sobreviver. Convido você a considerar se está agora em um campo de batalha ou se poderia trabalhar para tirar algumas de suas armaduras. Convido-os a considerar se estão em um lugar seguro o suficiente para respirar e dizer a verdade. Quão arriscado é para você voltar para a casa interior neste momento de sua vida? E se não for seguro, há algo que possa ser feito para melhorar sua segurança? Você estaria enfrentando desafios de alto risco, como um parceiro que ameaçou levar os filhos ou denunciá-lo à imigração, ou quem mantém uma arma carregada. Se esses ou outros fatores estão atualmente impedindo sua fuga, eu encorajo você a obter ajuda de recursos em sua área para lidar com os perigos que está enfrentando. Dê a si mesmo compaixão enquanto tenta obter vislumbres do lar dentro de si mesmo, mesmo que não possa viver desse lugar durante todo o dia.

Se você vivenciou o trauma da opressão, eu sei que a opressão está em curso, logo há sempre a possibilidade de discriminação, ódio e estigma. Encorajo-os a ser intencionais sobre continuar a afirmar o lar dentro de si mesmos e com a sua comunidade e aliados de confiança. Além disso, continue para o próximo capítulo, onde discutirei a opressão mais profundamente.

AUTOCUIDADO

Depois de reconhecer o trauma e seu impacto em sua vida, comprometa-se a se dar cuidados e nutrição. À medida que tenha como propósito ser gentil e amoroso consigo mesmo, você começa a curar as feridas dessas experiências que o desonraram. Quando você começa a mostrar amor, resiste e rejeita as falsas crenças de sua indignidade. Com intenção comece a tomar medidas para interromper o ciclo de autonegligência e, em vez disso, faça escolhas para proteger e preservar seu bem-estar. Você não precisa continuar recriando os padrões dolorosos do passado. Seria capaz de mudar a história de sua família e sua comunidade. Você não precisa se tratar da mesma maneira que aqueles que o maltrataram. Seus períodos mais baixos, por mais longos que fossem, não precisam ser seu destino final. Como adulto, você começará a viver para o seu bem maior, escolhendo segurança e autocuidado quando estiver ao seu alcance fazê-lo. Você rejeita a marca do trauma quando está cuidando e amando a si mesmo. Sua autocompaixão abre a estrada de volta para a casa interior.

LIBERTAR-SE DA VERGONHA

Parte de sua jornada de cura envolve liberar a vergonha que muitas vezes acompanha o trauma. A vergonha faz com que sinta que algo está errado com você, em vez de se concentrar no fato de que algo errado foi feito *com* você. As violações que vivenciou são de responsabilidade do infrator, do perpetrador, daquele que o maltratou. Eles são responsáveis por suas ações. Você não é responsável pelas maneiras pelas quais foi ferido ou deixado desprotegido quando criança. A vergonha teria sido colocada em você quando criança, e talvez tenha carregado essa vergonha em seu corpo, seu coração, sua mente e seu espírito. É possível ter se sentido envergonhado de quem você é e vivido a partir desse lugar de vergonha, o que pode prepará-lo para mais violações e vitimização. Abandone a vergonha para que possa se afastar de ficar envergonhado ou mesmo enojado consigo mesmo. Ao voltar para casa, desperte para a verdade de que a vergonha que tem carregado não pertence a você. Baseia-se em mentiras e percepções errôneas de sua identidade e do passado.

Para voltar para casa, comece a trabalhar e rejeitar a vergonha e a autoculpa das violações na infância e até mesmo na idade adulta. Traga à sua consciência quaisquer experiências de infância pelas quais vem se responsabilizado. Traga à sua consciência qualquer coisa que você tenha se culpado por isso não é sua bagagem para carregar. Eleve sua consciência em relação as coisas que passou que não foram sua culpa. Não deveria ter precisado do conhecimento e das habilidades de um adulto em sua infância e adolescência. Pode ser difícil parar de se culpar por coisas que carrega há anos, mas eu encorajo você a se imaginar na idade em que vivenciou o trauma. Você pode parar de colocar as expectativas da idade adulta em seu eu de 7, 12 e até 17 anos? Poderia tomar a decisão de não ficar com raiva da versão mais jovem de si mesmo, que fez o melhor que pôde na época. Convido-os a olhar para trás para si mesmos com graça e compaixão. Olhe para trás e veja a criança que você não era e o adulto que é agora. Tome a decisão de tirar os tijolos da culpa, condenação e julgamento de suas costas. Tire a punição e acolha-se de volta para casa.

CURA DA CONFIANÇA

Enquanto uma parte de sua cura é interna, outra parte envolve confiar em si mesmo e nos outros o suficiente para sair do isolamento e fazer conexão. Relacionamentos enraizados no respeito e na compaixão são curativos. Eles podem ser terapêuticos e ajudá-lo a reprogramar suas ideias sobre si mesmo e os outros. Quando você se permite ser visto de modo autêntico pelos outros, se está perto de reencontrar-se. Estar em sua casa interior é poderoso, porém estar em casa na presença do outro é libertador. O trauma ensina você a ser suspeito, cauteloso e vigilante. Ensina-o a não confiar em ninguém. Para voltar para a casa interior e se curar, deve rejeitar esse roteiro e começar a arriscar ser honesto e presente com os outros. Neste momento, pode sair da ilha da hiperindependência e se permitir o dom da conexão e da transparência. Os sobreviventes aprendem a mascarar seus pensamentos e sentimentos, no entanto quando você chega na casa interior, aprende a tirar a máscara e o traje. Aprende a sair do palco e confiar na possibilidade de relacionamento, interconexão e intimidade.

O risco de confiar nos outros também envolve o risco de confiar em si mesmo. Às vezes você perde a confiança em si mesmo porque experimentou dificuldades que não foi capaz de evitar. A cura e a restauração dessas feridas da infância exigem começar a confiar em si mesmo e saber que a autoconfiança não requer perfeccionismo. Poderia não ver todos os perigos chegando, e ainda não acertar tudo, no entanto em sua essência, você pode começar a confiar mais em si mesmo. Confie em si mesmo para trabalhar por meio das dificuldades, para crescer, para se desdobrar, para manifestar e para ter bondade dentro de você. Quando começa a quebrar a vergonha do trauma de infância e emerge como um adulto digno de amor e bondade, você começa a confiar em si mesmo para navegar na jornada da vida. Nenhum de nós é perfeito, mas com paciência e apoio, confie em si mesmo para descobrir o seu próximo passo, e depois o passo seguinte, e assim por diante. Logo, respire. Confie que, à medida que você continua avançando, a paisagem dentro de você pode mudar do dia para a noite. Ultrapasse a meia-noite. Cada dia não será perfeito, mas confie no espírito dentro de você para sobreviver aos ecos tradicionais do passado e até mesmo aos desafios do presente.

REFLEXÃO ENTRE SOBREVIVER E PROSPERAR

Eu sou uma sobrevivente de agressão sexual. Depois de voltar a minha casa interior, tornei-me voluntária do centro local de crise de estupro para que eu pudesse ser uma defensora, conselheira de crise e educadora de prevenção. Antes dos 20 anos, eu estava indo para escolas primárias para ensinar as crianças a respeito de "toque bom e toque ruim", bem como onde e como elas poderiam obter ajuda se alguém as estivesse machucando. Fui para a pós-graduação para estudar psicologia clínica com ênfase na recuperação de traumas. Tem sido significativo para mim caminhar com os outros na jornada de cura de volta para a casa interior, e sou grata por aqueles que me ajudaram na jornada de volta para a minha casa interior. No processo, recuperei minha voz, meu coração, meu espírito, meus pensamentos e meu corpo.

Estou tão feliz que tenha passado por sua infância, que você sobreviveu fisicamente, e agora é meu desejo que você sobreviva emocional e espiritualmente. Convido-os a imaginar-se não apenas como sobreviventes, porém como prósperos e manifestantes. Na verdade, há muito mais na vida do que viver em modo de sobrevivência ou guerreiro. Convido você a considerar o crescimento pós traumático. Assim como cresce em sua consciência de si mesmo, aprofunde seus relacionamentos e aprenda a apreciar sua nova estação e bem-estar espiritual, você continuará a voltar para casa para o milagre de quem você é.

DEVER DE CASA

Outra abordagem para a cura emocional na recuperação do trauma são as artes expressivas. Se parecer certo para você, considere criar uma obra de arte que reflita sua intenção de liberar a vergonha e a autoculpa pelas feridas da infância. Talvez possa escrever um poema ou uma música, coreografar uma dança, pintar uma imagem ou fazer uma colagem, ou você pode querer escrever uma carta de amor para o seu eu mais jovem. Para o seu autocuidado, centralize a arte na jornada de cura, não em revivendo os eventos reais do trauma. Se se envolver em arte não se alinha com você, quem sabe queira pesquisar alguém que é um sobrevivente de trauma de infância e ler sobre o que pode tê-lo ajudado a sobreviver.

Convido sua alma a contar as versões da infância e da idade adulta de seu coração, sua mente, seu corpo e espírito:

"Bem-vindo ao lar."

CAPÍTULO TREZE
RESISTIR À OPRESSÃO

Quando eu era criança, na década de 1970, um novo hotel chique abriu no centro de Baltimore, onde eu morava. Como um deleite especial, meu pai levou nossa família para comer. Nós nos vestimos e ficamos tão excitados para ver o belo hotel. Nós éramos a única família negra lá. Ficamos sentados lá enquanto todos ao nosso redor eram servidos, incluindo pessoas que chegaram muito depois de nós. Observei meu pai, que havia participado de ocupações e protestos, incluindo a Marcha para Washington, enquanto seus olhos passavam de alegria para a raiva. Enfim, ele teve que falar com o gerente para exigir que fôssemos atendidos. Comemos em silêncio constrangedor e saímos com o peso do racismo pairando sobre nós.

Anos mais tarde, no meu último ano do ensino médio, tive que me encontrar com meu conselheiro de orientação. Eu era um estudante classe A em aulas de honra, e meus pais sempre prepararam a mim e meu irmão para a faculdade. Quando mostrei com entusiasmo à minha conselheira de orientação branca a lista de escolas às quais eu queria me candidatar, ela parecia cética, não ofereceu palavras de encorajamento, mas, em vez disso, sugeriu que eu me candidatasse a escolas mais seguras e realistas. Quando fui aceita na Universidade de Duke e na Universidade de Stanford, entre outras universidades, ela ficou em silêncio. Um estudante branco que havia sido aceito em uma escola de nível inferior recebeu uma homenagem no alto-falante da escola, enquanto todos nós fomos instruídos a comemorar e nos orgulhar e ser inspirados por esse aluno. Uma geração antes, minha mãe teve uma experiência semelhante com seu conselheiro de orientação branco tentando convencê-la a sair da faculdade e, em vez disso, incentivando-a a se inscrever na escola de secretariado. Uma geração antes disso, minha avó havia se mudado da Carolina do Norte para Nova York para seguir um programa de treinamento em enfermagem. Ela foi afastada do programa porque os negros não eram permitidos. Ela encontrou trabalho como governanta antes de ir trabalhar em um orfanato. Houve uma história de racismo anti-negro que tomou a forma de crimes de ódio abertos, opressão legalizada, discriminação institucionalizada e mensagens secretas que se destinam a reduzir e invalidar nosso valor e nossa possibilidade.

Embora grande parte de nossa reflexão a respeito de reencontrar-se tenha se centrado nos aspectos psicológicos da jornada, quero reconhecer esses aspectos de nós que não só experimentamos uma falta de fundamento dentro de nós mesmos, mas ainda experimentamos a falta de moradia cultural e política, uma sensação de estar desconectado, rejeitado e marginalizado cultural e politicamente. Os imigrantes falaram em relação a essa experiência de não se sentir totalmente em casa em nenhum lugar. As pessoas que foram discriminadas por causa do racismo e do sexismo também buscam esse senso de comunidade e pertencimento, enquanto passam grande parte de seus dias em espaços que não são acolhedores. Pessoas que foram marginalizadas por múltiplas razões foram silenciadas mesmo dentro de movimentos políticos destinados a capacitar os membros de sua comunidade. Por exemplo, mulheres com deficiência, trans e negras, indígenas, ou pessoas de cor [BIPOC, na sigla em inglês] escreveram sobre discriminação dentro do movimento de mulheres. Da mesma forma, os movimentos que se concentram na justiça racial muitas vezes têm sido silenciosos sobre a discriminação enfrentada por mulheres e minorias sexuais em grupos de raças oprimidas.

Neste capítulo, convido-os a refletir a respeito das várias identidades e sobre as formas como a marginalização e a opressão afetaram o caminho de regresso a si mesmos. Para alguns de vocês, a falta de moradia tem sido mais do que uma metáfora. A insegurança habitacional pode ter sido ou atualmente faz parte da sua realidade diária vivida. De fato, a falta de moradia física está relacionada de modo direto à falta de moradia política, pois nossas realidades políticas moldam nosso acesso a cuidados e recursos.

Na psicologia ocidental, muitos terapeutas argumentam que a única coisa que importa é o que *você*, o indivíduo, pensa, sente e faz. De acordo com esses psicólogos, você não pode mudar nada fora de si mesmo, logo, tem que se concentrar em você. Há desafios e limitações para essa abordagem, porque ignora a realidade de que cada um de nós foi criado e vive em um contexto em que existem múltiplas hierarquias de poder. Algumas pessoas são visadas, marginalizadas e de maneira institucional e sistemática deixadas de fora e descartadas. Quando o terapeuta leva essas coisas em consideração, a vida dos marginalizados faz sentido. Não é de surpreender que você tenha perdido a noção de si mesmo, desconectado ou duvidado de si mesmo. Suas respostas emocionais e comportamentais fazem sentido quando o terapeuta não ignora as realidades de sua experiência. Assim como não faria sentido trabalhar com uma sobrevivente de estupro e ignorando o estupro, ainda é profundamente problemático trabalhar com alguém que foi estigmatizado e discriminado e ignorar essas experiências.

Convido-os a considerar suas experiências com opressão, discriminação e estigma. É importante para a sua jornada de reencontrar-se que você aborde as feridas da opressão e da opressão internalizada. A opressão interna é quando você passa a acreditar nas mentiras que lhe foram ditas sobre si mesmo. Convido-os a refletir sobre as mentiras que lhes foram contadas, direta ou indiretamente, sobre os grupos a que pertence. Há estereótipos e mentiras sobre negros, latinos, asiáticos, nativos americanos e do Oriente

Médio. Mentiras são perpetuadas sobre pessoas que vivem com doenças mentais, neurodiversidade e deficiências físicas. Existem inverdades amplamente aceitas sobre altura, renda, educação e país de origem. Existem ideias falsas que circulam rotineira e sistematicamente sobre pessoas com base em outras pessoas sobre gênero, sexualidade e afiliação religiosa. Existem até estereótipos que são amplamente aceitos sobre as pessoas com base em sua idade. Essas mensagens têm peso. Elas se traduzem em como as pessoas são tratadas, oportunidades que lhes são oferecidas ou negadas, e até mesmo os cuidados de saúde que recebem. Considere as suposições negativas que você faz sobre os grupos marginalizados dos quais você faz parte. A opressão ensina a desprezar, temer ou se envergonhar da sua comunidade. A opressão é densa, difundida na sociedade, e somos bombardeados com essas mensagens desde a infância. Considere os outdoors que você cruza diariamente, os anúncios e os programas que assiste e as revistas que lê. Considere quem está presente e quem está ausente, e para aqueles que estão presentes, que mensagens estão sendo promovidas?

Você recebeu mensagens sobre quem é bonito e quem é inteligente, quem é provavelmente um criminoso e quem seria um líder confiável. Estereótipos e estigmas não são aleatórios. Eles concedem e protegem o poder. Essas mentiras influenciam a forma como os outros nos veem e respondem a nós, e ainda podem afetar a forma como nos vemos e a outros membros de nossa comunidade.

Na psicologia social, há uma construção chamada "Efeito Halo", que é quando uma associação positiva sobre alguém em uma área leva a associações positivas sobre essa pessoa em outras áreas. Podemos pensar nas implicações para as crianças de grupos raciais cuja beleza é muitas vezes negada e para as crianças que são menos bem preparadas por uma série de razões. Se os professores acreditam que uma criança é atraente e bem-preparada, eles são mais propensos a assumir que a criança ainda é mais inteligente, gentil e amigável e um aluno melhor do que os colegas que são considerados simples, pouco atraentes ou desgrenhados. A realidade é que a opressão está presente em nosso mundo e pode ter um impacto em tudo, desde o pré-natal que sua mãe recebeu até o seu bem-estar físico, mental e financeiro atual.

Se você é um membro de um grupo marginalizado, pode ter se sentido menos valioso ou se sentir estressado de saber que os outros o consideraram menos valioso. Seus sonhos podem ter sido diluídos ou adiados devido, em parte, à discriminação, e sua autoimagem e autoestima podem ter sido negativamente afetadas por isso. Poderia ter recebido a mensagem de que você tem que tentar duas vezes mais para competir contra aqueles que são privilegiados, ou até mesmo ter se sentido sem esperança ou impotente para combater as forças que trabalham contra você.

Quero dizer-lhe que as crenças que você internalizou sobre sua autoestima não se originaram em sua cabeça. Você tem sido alimentado com mensagens racistas sobre padrões de beleza desde o dia em que nasceu. Não só as mensagens vêm de anúncios de grandes corporações, como ainda ser internalizadas e transmitidas por membros da família. Considere quem entre seus irmãos ou primos era considerado atraente. Quais características foram celebradas e quais foram rejeitadas? Você ouviu mensagens sobre cabelo bom ou cabelo ruim? O cabelo de textura lisa foi celebrado sobre o cabelo bem enrolado? Os olhos azuis eram celebrados em favor dos olhos castanhos? Sua família pode ter comprado o colorismo, a ideia de que alguém com uma tez mais clara é mais atraente do que alguém com uma tez mais escura. Durante a minha infância, eu estava ciente disso na comunidade afro-americana, mas, na fase adulta aprendi que o colorismo ainda existe nas comunidades asiáticas e latinas e que há uma indústria global de branqueamento da pele que é, em geral, difundida na África e na Ásia. Características faciais e a forma do corpo ainda foram ridicularizadas ou idealizadas ao longo de linhas racistas e sexistas. Considere as expectativas que foram colocadas sobre seus ombros quando criança para viver de acordo com padrões de beleza, feminilidade ou masculinidade que são o oposto de quem você é.

CONSCIENTIZAÇÃO

Sekou é um imigrante da África Ocidental que vem de uma família de empreendedores de sucesso. Quando ele conseguiu seu primeiro emprego nos Estados Unidos, foi a primeira vez trabalhando para alguém fora de sua família. Ele ficou chocado e foi oprimido pelo racismo e pela discriminação evidentes que vivenciou diretamente e testemunhou em relação a outras pessoas negras na empresa. Ficara perplexo com a forma como era difundida e como ninguém parecia estar disposto a abordá-la. Sekou procurou os afro-americanos no trabalho, mas sentiu-se envergonhado com a resposta deles. Eles ficaram surpresos que ele ficou chocado e disseram-lhe para se acostumar com os maus-tratos, pois não havia nada que eles pudessem fazer a respeito. Ele veio até mim, através da terapia, para entender o que estava acontecendo, como isso o estava afetando e o que ele poderia fazer a respeito. Sekou, que tinha sido confiante e autoconfiante durante toda a sua vida, agora se encontrava impotente, confuso e precisando de justiça e segurança para encontrar o caminho da casa interior.

A psicologia da libertação, ou psicologia da descolonização, exige que prestemos atenção ao impacto da opressão em nossa vida. Para voltar a casa interior, você deve reconhecer que os problemas que têm com identidade, saúde e bem-estar não são apenas um produto de seu esforço individual. Você existe em sistemas de opressão, e apenas ser positivo e trabalhador não apaga essa realidade.

Sua libertação não é apenas sobre mudar sua atitude, mas ainda exige que trabalhemos coletivamente para aumentar a equidade, a segurança e a justiça em nossa sociedade. Quando você se torna consciente das realidades de estereótipos e discriminação, muitas coisas que antes intrigavam agora farão sentido, e com clareza vem o empoderamento para navegar melhor pelo mundo enquanto cuida do seu bem-estar. Ao mesmo tempo, é possível sentir algum nível de depressão, ansiedade ou raiva sobre as injustiças que você e os outros tiveram que enfrentar.

O fato de que as meninas são mais propensas a ter problemas de imagem corporal não é uma coincidência ou culpa de cada menina individual. As meninas estão sendo criadas em uma sociedade que as desvaloriza. Quando crianças negras e latinas se sentem inseguras ou têm síndrome do impostor, isso não é um produto de seu próprio pensamento disfuncional. Elas estão amadurecendo em instituições educacionais que, muitas vezes, não celebram pessoas que se parecem com elas entre pensadores, inventores e líderes estimados. Representantes negros e latinos estão ausentes do currículo ou são apresentados de maneira negativa ou impotente. Um jovem LGBTQ+ adulto que foi assediado por colegas e rejeitado pela família e agora tem pensamentos suicidas não pode ser ajudado por um terapeuta que acredita que o problema está enraizado em padrões de pensamentos negativos. Nós existimos no contexto. Seu ambiente afeta e molda você. Para voltar a casa interior, precisará ver os sistemas e as mensagens que o influenciaram.

Um famoso provérbio ensina: "Como um(a) homem/mulher pensa, assim é ele(a)". A opressão programa o nosso pensamento e o dos outros. Essa opressão tem que ser ativamente desafiada, desaprendida e desmantelada para que todos possamos voltar a nossa casa interior. A opressão procura de propósito controlar o pensamento para restringir a ação e proteger o status quo e o desequilíbrio no poder.

Muitos de nós estão psicologicamente em escravidão com correntes invisíveis. Quando a discriminação está presente, porém, dizemos às pessoas que, se elas apenas se esforçarem o suficiente, tudo dará certo para elas, negamos a existência dessas correntes e desacreditamos os esforços da pessoa. Convido-os a considerar todas as maneiras pelas quais foram ensinados a se desvalorizar e a querer ser diferentes de quem são. Se você foi estigmatizado, ensinado a trair, apagar e até mesmo rejeitar a si mesmo. Poderia ter sido ensinado a alterar sua fala, seu cabelo, seu estilo e até mesmo seus sentimentos para ser mais aceitável para os outros.

Convido-o a considerar quem se beneficia de suas inseguranças, seu senso de inadequação e seus sonhos esvaziados. Há beneficiários da oposição, quer eles a reconheçam ou não; e todos nós somos membros de grupos múltiplos, por isso podemos ser alvos de opressão por causa de alguns aspectos de nossas identidades, bem como beneficiários da opressão de outras pessoas por causa de diferentes aspectos de nossas identidades. Voltar a casa interior é reconhecer e possuir tanto as maneiras pelas quais você foi alvejado quanto as maneiras pelas quais você foi privilegiado. Quando eu puder ver a plenitude da imagem com honestidade, estou pronto para voltar com plenitude para casa, para a verdade da jornada da minha vida. Fui alvo com base na minha identidade como mulher e como pessoa negra e na interseção das duas identidades, o que aparece como racismo de gênero. Kimberlé Crenshaw, defensora dos direitos civis americanos, desenvolveu a *teria da interseccionalidade*, que destaca a experiência de ser membro de múltiplos grupos oprimidos.

Tenho privilégio relacionado a ser fisicamente capaz, heterossexual, cisgênero e cristã nos Estados Unidos (embora existam outros países em que os cristãos são perseguidos). As maneiras pelas quais você é alvejado podem desligá-lo de si mesmo, e as maneiras pelas quais você é privilegiado ainda podem desconectá-lo. Quando se é alvo de opressão, você pode desenvolver insegurança, síndrome do impostor e até mesmo vergonha sobre sua identidade. Você ainda desenvolveria dupla consciência e vigilância, onde você precisa sempre considerar como as pessoas fora de sua comunidade podem vê-lo ou julgá-lo, em vez de se sentir livre para ser o seu eu autêntico. Se faz parte do grupo privilegiado, junto a desconexão da compaixão e empatia pelos outros, você pode se desconectar de si mesmo ao se ver como a "norma" sem nunca se ver como um ser humano pleno. Por exemplo, as pessoas que são brancas são menos propensas a ter pensado em sua branquitude ou em sua etnia específica, como a herança italiana ou francesa. Quando você vê sua identidade com plenitude, pode romper e desmantelar as barreiras que o impedem de si mesmo.

A terapia feminista multicultural, a mulherista, a da libertação e a psicologia negra, entre outras abordagens, baseiam-se em uma apreciação do impacto da opressão cultural e do papel da justiça e da conexão cultural como caminhos para a cura e o bem-estar.

PSICOLOGIA DESCOLONIZADORA

Camila é uma adulta latina de meia-idade que cresceu como uma das poucas latinas em sua escola particular. Ela sofreu discriminação de professores e alunos, bem como "piadas" racistas ininterruptas sobre latinos e assédio sexual e objetificação de meninos na escola. Ela já havia ido a aconselhamento antes para tratar sua ansiedade e tristeza relacionadas à doença e à morte em sua família, mas nunca havia discutido com seus ex-terapeutas suas experiências com opressão, discriminação e assédio quando jovem e adulta. Quanto mais ela discutia, mais casos ela lembrava, e ela percebia quanta tristeza e dor não resolvidas estava carregando. Ela precisava de um espaço seguro para ver as feridas, para que pudesse voltar a casa interior.

A psicologia colonial assume que a psicologia ocidental é o único caminho para a cura; também se envolve em manipulação ou culpabilização de vítimas de grupos oprimidos, assumindo que seu pensamento é o problema, sem reconhecer os contribuintes sociais para suas dificuldades. Descolonizar a psicologia é reconhecer as formas indígenas de cura e as necessidades de romper o trauma e o estresse da opressão.

Descolonizar sua mente é rejeitar as mentiras que lhe foram ditas sobre sua indignidade e dar o passo radical de reclamar e reivindicar sua identidade como uma herança, um presente e um tesouro. Ser uma pessoa marginalizada e ainda saber que você é bonita, inteligente e significativa é revolucionário. Volte a casa interior e rejeite a estreiteza mental fundamental para a opressão. Aqueles que sofrem de tal visão de túnel trabalham horas extras para convencê-lo de seu poder, tentando convencê-lo de que suas características, como cabelo, altura, pele, sexualidade, gênero, raça, status de migração e espiritualidade o tornam inaceitável. Você não está desqualificado de viver uma vida plena. Merece segurança, dignidade e respeito. Ao descolonizar sua mente, você reconhece que as maneiras pelas quais você e sua comunidade foram tratados não refletem seu valor.

MICROAGRESSÕES

Naomi é uma mulher judia bem-sucedida que é admirada por muitos, mas ainda experimenta grande insegurança e vergonha. Discutimos a marginalização que ela havia experimentado pessoalmente antes dela revelar que sua mãe tinha deficiências físicas e psicológicas. Naomi nunca havia nomeado e processado o impacto que isso teve sobre ela quando criança via as pessoas sempre olhando, rejeitando e maltratando sua mãe. Ela sentia culpa pelas vezes em que se envergonhava dela. Sua mãe nunca havia experimentado um crime de ódio explícito, no entanto as invalidações diárias e desprezos contra ela tiveram um impacto doloroso. O capacitismo afeta não apenas a pessoa com deficiência, como ainda mais seus entes queridos.

Entre as violações que os grupos oprimidos experimentam estão as microagressões, que são indignidades diárias dirigidas a eles por causa de suas identidades marginalizadas. Esses insultos, invalidações, ofensas e humilhações são direcionados a pessoas de cor, mulheres, pessoas LGBTQ+, pessoas com deficiência, minorias religiosas e imigrantes, entre outros. Essas experiências são sutis, por isso são muitas vezes negligenciadas, porém têm um efeito cumulativo ao longo do tempo. A pessoa responsável pela microagressão pode não estar ciente de suas ações, mas o impacto ainda é prejudicial.

O trabalho psicológico e espiritual é necessário para manter seu valor em um mundo onde as microagressões são difundidas. A opressão em suas várias manifestações serve para mantê-lo distraído e desconectado. Combater a opressão requer estar em sua casa interior e se juntar aos outros para lidar com forças, sistemas e práticas opressivas. Recuse-se a apagar ou diluir-se para obter a aprovação das pessoas no poder. Recuse-se a distanciar-se de sua comunidade. Qualquer coisa e qualquer um que exija que você se perca não vale a pena.

CURAR ESTRESSE E FERIDAS DA OPRESSÃO

Paulette, uma mãe de 44 anos, mudou-se para um belo condomínio fechado. Ela era a única mulher negra no complexo. Um dia, ela estava caminhando de seu carro para o clube. Uma mulher branca que morava no complexo bloqueou o caminho de Paulette e perguntou se ela estava visitando alguém. Paulette se recusou a responder, sabendo que se ela fosse branca, a mulher não teria questionado sua presença. A mulher declarou que o clube era apenas para moradores. Paulette tentou andar ao redor da mulher, mas ela bloqueou fisicamente Paulette e começou a gritar que precisava explicar qual era o seu interesse no local ou sair de imediato. Paulette começou a tremer de indignação, e a mulher lhe disse que, se não saísse, chamaria a polícia. Paulette gritou que a mulher não poderia impedi-la de entrar em seu próprio clube. A mulher chamou a polícia e começou a chorar quando disse ao operador que se sentia insegura porque uma mulher negra havia invadido a comunidade e a ameaçado. Quando a polícia chegou, alguém do clube saiu para ver o que estava acontecendo. Eles confirmaram que Paulette era moradora da comunidade. Paulette voltou para o carro, dirigiu-se para sua casa e me chamou de sua garagem, soluçando. Ela estava sentada em frente à casa dos seus sonhos, vivendo o pesadelo do racismo. Ela tinha uma casa nova, mas não um lar.

Depois de ter elevado sua consciência e reconhecido a opressão e seu impacto em sua vida, encontre espaços seguros para nomear e compartilhar suas experiências. Ao quebrar o silêncio, você reafirma sua dignidade e humanidade. Você será capaz de encontrar espaços seguros dentro de sua família ou comunidade, com amigos e entes queridos, em terapia ou com líderes religiosos, ou mesmo em espaços que você cria e cultiva. Uma parte de voltar para a casa interior inclui rejeitar a opressão internalizada, portanto, aprender mais sobre sua identidade e afirmá-la ajudará a reverter as mentiras da opressão. Qualquer terapia que ignore o impacto da opressão em sua vida é incompleta e não o capacita a combater a opressão internalizada. Aprender sobre sua comunidade e cultura é medicina.

Dar a si mesmo espaço para sentir sua dor e raiva, bem como quaisquer outras emoções, é uma parte importante de sua jornada de cura. Ainda é importante escolher estratégias de enfrentamento saudáveis em vez de insalubres, tanto quanto possível. O estresse e a tensão da opressão podem ser esmagadores, e estratégias de enfrentamento insalubres, como distúrbio alimentar, dependência de substâncias, terapia de compras (compras excessivas para aliviar o sofrimento), comportamentos de automutilação (como cortar), descontar a frustração na família e nos amigos ou se isolar podem criar mais dificuldades e angústia. Em vez disso, escolha estratégias de enfrentamento que o afirmem e apoiem, como fazer um diário, conversar com pessoas em quem confia, artes expressivas, práticas espirituais, autocuidado, atividade física e conexão com a natureza (jardinagem, caminhadas, etc.).

RESISTIR

A psicologia ocidental em geral aborda o trauma apenas ajudando os indivíduos a mudar seu pensamento e escolher comportamentos que sejam calmantes e que aumentem sua capacidade de tolerar o sofrimento. Esses métodos por si só não encorajam o cliente a se envolver ativamente em esforços antiopressão. A resistência é um aspecto fundamental da cura que não está nos modelos ocidentais de recuperação de traumas. Na psicologia liberatória, mulherista, negra e orientada para a justiça social, resistir à opressão é considerado parte integrante da cura e do bem-estar dos membros marginalizados da comunidade.

A psicologia ocidental tradicional é construída sobre a ideia de que o problema e, portanto, a solução, está dentro de você. A psicologia descolonizada e da libertação reconhece que a opressão está na raiz de grande parte de nossa angústia e deve ser abordada para que possamos nos sentir em casa de fato. Enquanto a descolonização se concentra na remoção das barreiras postas em prática pela colonização e opressão, a libertação centra o crescimento, a totalidade e o bem-estar dos indivíduos e das comunidades.

A resistência assume muitas formas. Há a resistência interna de rejeitar as mentiras da opressão e a afirmação do seu valor. Resistência pode significar envolver-se em descanso, alegria e amor, o que rejeita radicalmente a ideia de que as pessoas marginalizadas não têm o direito à alegria e devem trabalhar sempre para provar seu valor. Há também a resistência do ativismo e da advocacia, que pode assumir a forma de participar de protestos, circular petições, concorrer a cargos públicos, criar novas políticas, boicotar empresas discriminatórias e até mesmo se envolver em ativismo, que é usar sua criatividade para aumentar a conscientização e combater a opressão.

Resista a recuar e se desconectar de si mesmo. Resista a aceitar um tratamento negativo que deve ser inaceitável. A resistência vai além do enfrentamento. O enfrentamento ajuda a gerenciar a angústia no momento, no entanto não é uma solução a longo prazo. A resistência desloca você e a sociedade para que a opressão não tenha a palavra final em sua vida. Para as pessoas marginalizadas, amar a si mesmo é uma luta ativa porque você é bombardeado com mensagens que tentam convencê-lo a ter vergonha de si mesmo e a acreditar que você é menos do que outros por causa de sua identidade, quando a verdade é que você é mais do que suficiente.

Quando você está em sua casa interior, consegue amar a si mesmo e se envolver ativamente na criação de uma sociedade que precisa ver, reconhecer e responder a você com justiça. É um ato revolucionário e radical de resistência abraçar-se em uma sociedade que grita que você é inaceitável como é. Declare sua dignidade e, a cada declaração, volte para a casa interior.

Você é digno. É completamente adorável. É linda por dentro e por fora. Você carrega sabedoria, criatividade e dons. Incline-se para a verdade de quem você é, em vez de comprar a estrutura de poder que o ensina a se esforçar e se estressar para ser algo que não precisa ser. Quando você reconhece seu valor, ainda será livre o suficiente para celebrar a beleza, a sabedoria e a grandeza dos outros sem raiva, inveja ou insegurança. A opressão nos ensina que apenas alguns podem ser especiais ou dignos. Rejeite essa mentalidade; há espaço suficiente para cada um de nós.

O trabalho de justiça é um trabalho de saúde mental. Quando se tem a coragem de nomear e abordar a opressão, você cura e liberta a si mesmo e aos outros. Ao voltar para a casa interior, você ainda verá as maneiras pelas quais várias formas de opressão estão interconectadas, logo você não precisa se limitar a lutar apenas contra a opressão que o afeta. Em vez disso, opor-se a todas as formas de opressão. À medida que você cria espaços onde todos podem aparecer na plenitude de quem eles são com segurança e abundância, você ativa o retorno ao lar naqueles ao seu redor.

As pessoas em sua casa interior não se sentarão em silêncio e sem poder, enquanto outras são oprimidas com base em sexualidade, raça/etnia, gênero, deficiência, renda, status de migração, idade, religião, nacionalidade ou altura. Reencontrar-se em agências de nascimento, ação, ativismo e mudança mundiais. Este é o segredo de reencontrar-se. Há tanto poder e potencial inexplorados dentro de você, porém a realidade da opressão muitas vezes o deixa muito distraído e desanimado para explorar isso. Ao voltar para a casa interior, você é liberado para ser tudo o que nasceu para ser, nada menos nada mais.

Ou você resiste ativamente ao status quo opressivo ou seu silêncio o impede de continuar sem controle. Quando você nomeia e interrompe a opressão com sua mentalidade, palavras e ações, você a desmonta.

Considere quem você seria se tivesse crescido sabendo o seu valor, sem os grilhões da opressão. Imagine se sua inteligência, talento, habilidades e beleza não fossem questionados ou degradados com base em estereótipos e estigma. Imagine o que você poderia ter feito com toda a energia necessária para combater ser subestimado, intimidado, assediado, silenciado, rejeitado, invalidado e oprimido. Tudo isso tirou muito de você, e ainda assim chegou tão longe. Você precisa realmente absorver isso e apreciar a si mesmo. Poderia ter se julgado duramente, comparando-se a pessoas que não precisavam carregar os mesmos pesos nas costas. Dê a si mesmo o crédito por estar onde está, dada a jornada difícil e os esforços projetados para bloqueá-lo.

COMUNIDADE

Louis é um homem latino, católico e gay, que cresceu em uma família e comunidade unidas e amorosas. O amor e o apoio mudaram quando ele "saiu do armário". Sua mãe estava com o coração partido, e seu pai estava com raiva e envergonhado. Louis foi rejeitado por sua família e igreja — as pessoas que ele achava que sempre estariam lá para ele. Por um tempo, Louis pensou que abraçar sua sexualidade significava que ele tinha que entregar sua fé. Quando ele se mudou para uma nova área que tinha uma comunidade LGBTQ + maior, ele descobriu igrejas inclusivas onde ele era aceito e amado. Louis sentiu-se afirmado por Deus e livre para se afirmar. Ele estava espiritual e emocionalmente em casa e esperava um dia poder se reconectar com sua família. Uma de suas irmãs permanece em contato com ele e lhe dá esperança de que a reconciliação seja possível.

Minha esperança para você nesta jornada de volta para casa é que você crie e cultive uma comunidade amada, um espaço no qual haja amor mútuo, respeito e apreciação. Crie espaços de facilidade, onde você não tem nada a provar e liberdade para ganhar. Crie espaços que não sejam construídos sobre vergonha e auto culpa, mas cheios de cuidado mútuo intencional. Esses espaços irão afirmá-lo e lembrá-lo de que você é importante. Precisa de espaço onde possa respirar e ser você mesmo. Precisa de um espaço onde as pessoas não neguem, minimizem ou oprimam. Você merece um espaço onde é visto e apreciado na plenitude de quem é, e onde você não tem que deixar nenhuma parte de si mesmo na porta. Você merece uma comunidade onde sua humanidade não está em debate e não requer justificativa ou defesa.

DEVER DE CASA

Pesquise alguém que tenha um histórico semelhante ao seu, cujo trabalho de vida você aprecia e que seja uma fonte de inspiração. Eles podem compartilhar sua raça, nacionalidade, gênero, sexualidade, religião, deficiência, status de migração ou idade. Leia sobre a pessoa ou assista a um vídeo sobre a vida dela. Considere as lições que queira aprender com a vida delas e, em seguida, conte a outra pessoa sobre ela. A opressão engana e desinforma, deixando muitos a acreditar que apenas homens heterossexuais, cisgêneros, brancos e fisicamente capazes são louváveis a vocês. Celebre pessoas como você ao voltar para casa.

Depois de todos vocês terem sobrevivido, e depois de todos os seus antepassados terem sobrevivido, convido sua alma a dizer ao seu coração, sua mente, seu corpo e espírito:

"Bem-vindo ao lar."

CONCLUSÃO
BEM-VINDO AO LAR: A JORNADA CONTINUA

Bem-vindo ao lar!

Foi uma honra viajar com vocês por meio destas páginas e etapas. Espero que você tenha sido capaz de:

- Reconhecer seus sinais de desconexão.
- Aumentar sua capacidade e suas habilidades para se reconectar consigo mesmo.
- Navegar pelos obstáculos em sua jornada.

É o desejo do meu coração que você esteja mais perto de si mesmo, mais em casa psicológica e espiritualmente. Reencontrar-se é um processo contínuo. Espero que você continue esse processo com diário, arte, prática espiritual, *The Homecoming Podcast* e talvez terapia.

PREVENÇÃO RECIDIVA: REJEITAR A ATRAÇÃO DA DESCONEXÃO

Às vezes, quando você termina um livro, um retiro ou uma série de sessões de terapia, pode sentir que trabalhou em si mesmo. Isso seria seguido por decepção quando surgem novos desafios ou mesmo velhos problemas. Poderia se questionar se fez algum progresso. Voltar a casa interior não significa que não haverá dias ou períodos mais difíceis, porém, significa que você está mais bem equipado para honrar a si mesmo e não se abandonar na jornada. Com maior autoconsciência, consegue se sintonizar mais rápido com momentos, circunstâncias ou relacionamentos que o afastam de seu eu autêntico e, em seguida, corrigir seu curso. No final de cada dia ou semana, eu encorajo você a verificar consigo e considerar como está conectado à verdade de quem você é, bem como o que fez perder de vista a si mesmo. Ao se envolver nesses check-ins regulares, você aumenta a probabilidade de que estar em sua casa interior se torne um modo de vida, em vez de um evento ocasional. Quando perceber que está se tornando desconectado, revisite as estratégias deste livro e reconheça os obstáculos pelo que eles são: obstáculos ao longo do caminho, mas não o seu destino final.

COLEGAS DE JORNADA: VIAGENS COMUNITÁRIAS

Eu compartilhei partes da minha história com você de propósito porque eu quero que saiba que você não está sozinho nela. Eu ainda compartilhei histórias da vida de outras pessoas (com suas identidades protegidas) para que você saiba que há muitas pessoas em todas as esferas da vida que estão se movendo em direção ao seu próprio reencontro. Se este livro foi uma bênção para você, presentear uma cópia a um amigo pode fornecer alguém com quem conversar com mais detalhes sobre sua jornada. Autenticidade e autoaceitação são contagiosas. Se você está cercado por pessoas que o pressionam a se conformar e se autocensurar, reencontrar-se se torna mais difícil de manter. Eu espero que você procure ou nutra relacionamentos com pessoas que celebrem e honrem seu compromisso de voltar a casa interior. Ter um amigo, um parceiro ou uma comunidade que afirme a importância da autenticidade e da liberdade poderá capacitá-lo a manter seus despertares e avanços.

CRESCIMENTO CONTÍNUO

Embora eu tenha compartilhado estratégias para superar uma série de obstáculos na jornada para casa, quero que saiba que o objetivo não é, em última análise, retornar a quem você era antes de encontrar os obstáculos, porém, crescer após esses desvios e desafios. Mesmo que os eventos da vida possam fracassar e desconectá-lo, convido-o a estar atento à possibilidade muito real de crescimento, prosperidade e florescimento. Sua identidade pode ter sido diluída e censurada por toda a sua vida, logo eu o convido a considerar o que significa para você brilhar e voar na plenitude de quem é, ainda que você nunca tenha experimentado isso. Uma coisa importante a entender sobre o crescimento pós-traumático é que ele é capaz de coexistir com o sofrimento. Em outras palavras, você ainda pode tomar nota do seu crescimento, mesmo enquanto continuar a lutar com o seu sono ou sua confiança. Tente não deixar que os desafios bloqueiem sua visão do progresso.

Às vezes, de forma errônea, damos crédito ao nosso trauma e estresse pelo nosso crescimento. Mas há pessoas que experimentaram as mesmas fontes de estresse e trauma que não cresceram como resultado disso. Esteja atento à sua língua. Não é o estupro, a guerra, o abuso infantil ou o racismo que fizeram de você uma pessoa melhor, mais sábia ou mais forte. São as maneiras pelas quais você foi capaz de gerenciar, lidar e curar essas experiências, com a ajuda de recursos internos e externos que fortaleceram seu crescimento. Se você não for cuidadoso, negligenciará o papel de seus processos de pensamento, recursos culturais, práticas espirituais, arte, terapia e apoio social na reconstrução da sua vida.

Você é um milagre vivo e que respira. Dado o que sobreviveu, muitos não previriam que você estaria onde está hoje, e ainda assim você está aqui. Você é notável. As maneiras pelas quais sobreviveu podem nem sempre ter parecido perfeitas, mas você lutou para se recuperar, e isso é digno de celebração.

Existem pessoas, sistemas, instituições e barreiras que teriam retardado sua jornada ou colocado alguns desvios em seu caminho, e ainda assim você tem a voz, o arbítrio e a capacidade de manifestar seu eu autêntico.

Apesar da opressão, das condições médicas e das realidades financeiras, você tem sido capaz de navegar pelo mundo e trazer alguns sonhos para a realidade.

Eu celebro as maneiras pelas quais você se apropriou de seu desenvolvimento psicológico e espiritual e estendeu gentileza, autocompaixão e graça a si mesmo. À medida que você cresce, se afasta da autossabotagem e da vergonha e se aproxima da autoaceitação e do amor-próprio, de modo que não coopera com indivíduos ou sistemas que procuraram destruí-lo ou quebrá-lo. Recuse-se a concordar com qualquer coisa que seja prejudicial ao seu bem-estar. Estou animada sobre como você está escolhendo tirar a sabedoria de suas feridas para informar seu caminho à frente enquanto continua a aprender e descobrir novas facetas de si mesmo. À medida que você cresce e muda, abrace esses novos desenvolvimentos com admiração.

A sua força pode ter crescido em meio a lágrimas ou contratempos, e deu belos passos na jornada para casa. Seu crescimento ainda aparecerá em uma nova gentileza, compaixão e ternura para consigo mesmo e para com os outros. Você terá percebido que pode abaixar a parede ao redor do seu coração e realmente sentir. Teve a presença de espírito para se envolver no ato radical de desacelerar e cuidar de si mesmo. Empenhou-se no ato revolucionário de cuidar dos outros. Apesar de cada mensagem social que lhe diz para fechar, isolar e acumular, você aparece com uma generosidade de espírito, e isso é um presente sagrado para reencontrar-se. Respire e abrace-o. Respire e abrace você. Obrigada por manter a jornada e vê-la adiante. Você é digno de estar em sua casa interior.

Bênção de Encerramento

Que você possa encontrar facilidade dentro de si mesmo.

Que seu corpo esteja seguro para relaxar, sua mente esteja segura para florescer e seu espírito esteja seguro para voar.

Que você recupere sua respiração, voz, dons e fulgor.

Que você se glorie no som de seu riso e se delicie com a beleza de sua dança.

Que você perdoe, aceite e ame a si mesmo plena e corajosamente.

Que você possa reconhecer e lembrar de si mesmo, não importa o que esteja acontecendo ao seu redor.

Que você possa se dar permissão para sempre voltar para casa e encontrar o tapete de boas-vindas no lugar.

Que você possa se conectar com espíritos afins para o cuidado mútuo ao longo do caminho.

Que a sacralidade do seu ser sempre tenha prioridade sobre a ocupação do seu fazer.

Que você saiba no íntimo que você é amável e digno de respeito.

Que os valores da compaixão e da libertação guiem seus pés em uma vida com propósito.

Que sua alma diga perpetuamente ao seu coração, sua mente, seu corpo e espírito: "Bem-vindo ao lar."

Que assim seja, e assim é.

Amém.

RECURSOS ADICIONAIS

LIVROS

Bourne, Edmond J. *The Anxiety and Phobia Workbook*. 7ª ed. Oakland: New Harbinger Publications, 2020.

Bryant-Davis, Thema, ed. *Multicultural Feminist Therapy: Helping Adolescent Girls of Color to Thrive*. Washington, DC: Associação Americana de Psicologia, 2019.

Bryant-Davis, Thema e Lillian Comas-Díaz, eds. *Womanist and Mujerista Psychologies: Voices of Fire, Acts of Courage*. Washington, DC: Associação Americana de Psicologia, 2016.

Comas-Díaz, Lillian e Edil Torres Riveria, eds. *Liberation Psychology: Theory, Method, Practice, and Social Justice*. Washington, DC: Associação Americana de Psicologia, 020.

DeGruy, Joy. *Post Traumatic Slave Syndrome: America's Legacy of Enduring Injury and Healing*. Portland, OR: Joy DeGruy Publications Inc., 2017.

Delia, Lalah. *Vibrate Higher Daily: Live Your Power*. São Francisco: HarperOne, 2019.

Elle, Alexandra. *After the Rain: Gentle Reminders for Healing, Courage, and Self-Love*. São Francisco: Chronicle Books, 2020.

Gobin, Robyn L. *The Self-Care Prescription: Powerful Solutions to Manage Stress, Reduce Anxiety, and Increase Well-Being*. Emeryville: Althea Press, 2019.

Herman, Judith. *Trauma and Recovery: The Aftermath of Violence—from Domestic Abuse to Political Terror*. Nova York: Basic Books, 2015.

John, Jaiya. *Daughter Drink This Water: A Book of Sacred Love*. Soul Water Rising, 2018.

Kabat-Zinn, Jon. *Viver a Catástrofe Total: Como Utilizar a Sabedoria do Corpo e da Mente para Enfrentar o Estresse, a Dor e a Doença*. Edição revista. Palas Athena, 2021.

Neville, Helen, Brendesha Tynes e Shawn Utsey, eds. *Handbook of African American Psychology*. Nova York: Sage Publications, 2008.

Nichols, Morgan Harper. *All Along You Were Blooming: Thoughts for Boundless Living*. Grand Rapids: Zondervan, 2020.

Parker, Gail. *Restorative Yoga for Ethnic and Race-Based Stress and Trauma*. *Philadelphia*: Dragão Cantor, 2020.

Shapiro, Francine. *Deixando o Seu Passado no Passado*. Nova York: Rodale Books, 2013. (Edição acessível por TraumaClinic)

Singh, Anneliese. *The Racial Healing Handbook: Practical Activities to Help You Challenge Privilege, Confront Systemic Racism, and Engage in Collective Healing*. Oakland: New Harbinger Press, 2019.

Tawwab, Nedra Glover. *Defina Limites e Encontre a Paz: Um Guia para Encontrar a Si Mesmo*. São Paulo: nVersos Editora, 2021.

Taylor, Sonya Renee. *The Body Is Not An Apology: The Power of Radical Self-Love*. São Francisco: Berrett-Koehler Publishers, 2018.

Thurman, Howard. *Jesus and the Disinherited*. Boston: Beacon Press, 1996. van der Kolk, Bessel. *O corpo guarda as marcas: Cérebro, mente e corpo na cura do trauma*. Rio de Janeiro: Sextante, 2020.

Winfrey, Oprah e Bruce Perry. *O que aconteceu com você? Uma visão sobre trauma, resiliência e cura*. Rio de Janeiro: Sextante, 2022.

SITES DE TERAPIA[1]

Terapeutas Inclusivas: www.inclusivetherapists.com Associação Americana de Psicologia: https://locator.apa.org

Terapia para Meninas Negras: ww.therapyforblackgirls.com A Associação de Psicólogos Negros: https://abpsi.site-ym.com/ Terapia para Latinx: www.latinxtherapy.com

Melanina e Saúde Mental: https://www.melaninandmentalhealth.com/

SUPORTE COMPANHEIRO

Aliança Nacional sobre Doenças Mentais – Serviços de Apoio, Advocacia, Sensibilização: https:// www.nami.org/home

LINHA DE APOIO À CRISE DE SAÚDE MENTAL

Administração de Serviços de Saúde Mental e Abuso de Substâncias (SAMSHA): 1-800-662-HELP (4357)

Rede Nacional de Estupro, Abuso e Incesto (RAINN): 800-656-HOPE (4673)

APLICATIVOS DE MEDITAÇÃO

Shine

Stop, Breathe & Think Calm

Liberate (criado para a experiência negra) Abide (cristão)

---

[1] N. do T.: Os sites e números de telefone e código de áreas aqui relacionados pertencem aos Estados Unidos.

AGRADECIMENTOS

Sou grata a Deus pela oportunidade de compartilhar este trabalho com vocês. Escrever durante uma pandemia foi desafiador e, ao mesmo tempo, curativo e fortalecedor. Eu aprecio o tempo e o espaço para fazer este trabalho. Agradeço ao Bispo Vashti McKenzie por sediar o retiro feminino de Selah e por me convidar a falar. Estar entre as mulheres talentosas e espirituais me inspirou a começar o *Homecoming Podcast*. Sou grata por todos os ouvintes do podcast em todo o mundo. Compartilhar com você é uma honra, e ouvir suas respostas me motivou a escrever este livro.

Gostaria de reconhecer profundamente ao meu agente literário, Chris Park, cuja sabedoria consistente, compaixão e encorajamento foi uma fonte bem-vinda de apoio nesta jornada. Aprecio o seu conhecimento do campo literário, bem como o seu espírito de excelência e bondade. Você é um presente.

Eu também gostaria de compartilhar meu grande apreço por Joanna Ng e a equipe da TarcherPerigee/Penguin Random House. Desde o nosso primeiro encontro e durante todo este processo, fiquei muito feliz com a maneira como vocês entendem, apreciam e cuidam do meu trabalho. Sou grata por dar vida a este projeto com a sua orientação e apoio.

Sou muito grata a Egypt Leithman e Brittany Jones por lerem as primeiras versões deste manuscrito e oferecerem seu feedback perspicaz.

Estou muito feliz por ter o apoio da minha família e comunidade, sem a qual este trabalho não teria sido concluído. Obrigada por sua presença amorosa, orações e encorajamento. Quero agradecer à minha mãe por me encorajar a escrever, ao meu pai por me inspirar a falar a verdade e ao meu irmão por acreditar em mim e me lembrar de honrar a minha voz única. Gostaria de agradecer a "The Gathering", meu círculo de irmandade, bem como minhas amigas Edith, Rosalynn e Amini. Sua irmandade é sagrada e muito apreciada.

Agradeço aos clientes com quem trabalhei ao longo dos anos. Sua disposição de realizar um trabalho terno e desafiador de cura é notável. Sinto-me honrada por ter me permitido caminhar com você na jornada.

Por fim, agradeço a todos os leitores por se juntarem a mim nesta jornada. Espero que você tenha encontrado alguns guias nestas páginas que o ajudarão a chegar em casa para o seu eu autêntico. Você merece.

A AUTORA

A Dra. Thema Bryant é psicóloga clínica e ministra ordenada na Igreja Metodista Episcopal Africana. Ela é professora de psicologia na Universidade Pepperdine e ex-representante da Associação Americana de Psicologia nas Nações Unidas. Ela obteve seu doutorado na Universidade Duke e completou sua residência de pós-doutorado no Harvard Medical Center. Com mais de vinte anos de experiência em recuperação de traumas, a Dra. Thema apareceu como especialista em saúde mental na televisão, rádio e mídia impressa. Ela aumenta a conscientização sobre questões de saúde mental no *The Homecoming Podcast* e em suas plataformas de mídia social.

ÍNDICE

A

aborto 171

abuso sexual 53

afro-americana 34

águia ix

ambiente tóxico 187

amizades positivas 181

ansiedade 34, 47

associação negativa 92

autoabandono 30

autocompaixão 96, 204

autoconfiança 123

autoconsciência emocional 90

autocuidado xii, 46, 112

   autocuidado emocional 116

   autocuidado espiritual 117

   autocuidado físico 114

autoestima 116, 178

autoimportância 49

autojustificação 49

autonegligência 213

autorreflexão 71

autorrespeito 28

auto traição 29

C

capacitismo 229

colegas de jornada xi

colorismo xii

comunidade de fé 154

comunidade espiritual 173

condenação 194

controle 64

crescimento espiritual 148

crescimento holístico 148

cuidado emocional 117

cura 118, 176

custo irrecuperável 62

D

deficiências físicas 228

depressão 34

desconexão psicológica 38

desenvolvimento espiritual 149

Diana Ross 28

dificuldade em dormir 45

dissociação 36

distorção cognitiva 181

divórcio 183

doação 118

doença mental xiii

dons espirituais 118

Dra. Maya Angelou 25, 116

E

enfrentamento 56

  enfrentamento da distração 56

  foco na emoção 56

  resolução de problemas 56

entorpecimento 57

esgotamento 200

esquizofrenia 129

estereótipos 99

estresse 29

eu autêntico xi

experiências emocionais 75

expressão emociona 97

F

falta de moradia 59

Fannie Lou Hamer 172

fé 118

ferida infanti 73

finanças 200

G

galinha ix

H

Howard Thurman xviii
humildade 149
humor deprimido 45

I

ilusão da realização 57
infertilidade 171
insegurança 47
inteligência emocional 37, 88
inveja 34

J

jejum tradicional 153
justiça 155

K

kujua 171

L

lar xi
liderança 118
limites saudáveis xii

M

medicação xiii
meditação 150
medo 171
microagressões 228

N

neurodiversos 100
nomeie os sentimentos 94

O

ódio racial 208
opressão 230
opressão sistêmica 24
oração 151

P

patologizar 39
pausa sagrada 28
perfeccionismo 55
positividade tóxica xv
processo terapêutico 71
propósito 172
psicóloga mulherista xi
psicologia xiii
  estudo da alma xiii
  psique xiii
psicologia da libertação xiv
psicologia feminista multicultural xiv
psicologia liberatória 231
psicologia negra xiv
psicologia ocidental 231

R

reconexão 46
regras impostas 27
relacionamento abusivo 173
relacionamentos doentios 62
reparentar-se 70
  com alegria 73
  com amor 83
  com estrutura 75
  com responsabilidade 80
  com roteiro para o autocuidado 81
  com segurança 78
reputação de sua família 34
resistência 232
ressentimento 34

S

saudades de casa xi
saúde física 28
saúde mental xii, 149, 173
segurança 205
sinais emocionais 34
síndrome do impostor 52
sucesso 200

T

tamanhismo 57
TEPT 208
terapia xiii
terapia focada em soluções xvi
trabalho tóxico 55, 200
tradições religiosas 151
transtorno dissociativo de identidade 129
trauma 29, 204
trauma da opressão 212
traumas x

V

Vashti McKenzie 28
vergonha 213

Este livro foi impresso nas oficinas gráficas da Editora Vozes Ltda.,
Rua Frei Luís, 100 – Petrópolis, RJ.